Midwifery Essentials
Perinatal Mental Health

助产技术要点
围产期心理健康

原著　[英] Michelle Anderson

主译　何桂娟　徐鑫芬

中国科学技术出版社
·北　京·

图书在版编目（CIP）数据

助产技术要点：围产期心理健康 /（英）米歇尔·安德森 (Michelle Anderson) 原著；何桂娟，徐鑫芬主译 . — 北京：中国科学技术出版社，2024.1

书名原文：Midwifery Essentials: Perinatal Mental Health

ISBN 978-7-5236-0331-4

Ⅰ.①助… Ⅱ.①米… ②何… ③徐… Ⅲ.①围产期—心理健康 Ⅳ.① R714.7

中国国家版本馆 CIP 数据核字 (2023) 第 218816 号

著作权合同登记号：01-2023-5057

策划编辑	延　锦　靳　婷
责任编辑	延　锦
文字编辑	陈　雪
装帧设计	佳木水轩
责任印制	李晓霖

出　　版	中国科学技术出版社
发　　行	中国科学技术出版社有限公司发行部
地　　址	北京市海淀区中关村南大街 16 号
邮　　编	100081
发行电话	010-62173865
传　　真	010-62179148
网　　址	http://www.cspbooks.com.cn

开　　本	710mm×1000mm　1/16
字　　数	182 千字
印　　张	10.5
版　　次	2024 年 1 月第 1 版
印　　次	2024 年 1 月第 1 次印刷
印　　刷	北京盛通印刷股份有限公司
书　　号	ISBN 978-7-5236-0331-4/R·3135
定　　价	118.00 元

Elsevier (Singapore) Pte Ltd.

3 Killiney Road, #08–01 Winsland House I, Singapore 239519

Tel: (65) 6349–0200; Fax: (65) 6733–1817

译者名单

主　译　何桂娟　浙江中医药大学护理学院

　　　　徐鑫芬　浙江大学医学院附属妇产科医院海宁分院

副主译　王　芳　浙江大学医学院附属妇产科医院

　　　　李慧君　浙江中医药大学护理学院

　　　　黄振宇　北京清华长庚医院

　　　　章　瑶　浙江中医药大学护理学院

译　者　（以姓氏笔画为序）

　　　　王　宪　浙江中医药大学护理学院

　　　　邓庆期　浙江中医药大学护理学院

　　　　刘　俊　北京清华长庚医院

　　　　吴祎凡　北京清华长庚医院

　　　　张　蕾　北京清华长庚医院

　　　　陈华云　北京清华长庚医院

　　　　徐宁骏　浙江中医药大学人文与管理学院

内容提要

本书引进自 ELSEVIER 出版集团，由国际生殖健康与生育研究专家 Michelle Anderson 领衔编写，是一部全面介绍孕产妇围产期心理健康问题的著作。全书共 9 章，系统阐述了围产期心理健康知识和助产实践的方法，详细探讨了妊娠期间和妊娠后的心理健康问题及其相关因素，以及可能的药物治疗干预，并针对不同孕产妇人群在妊娠期间和分娩后首次出现心理健康问题，提供了颇具深度和广度的专业知识和在实践中应用的建议。本书内容全面，实用性强，可为围产期不断筛查孕产妇心理健康的变化提供更完善的个性化、整体化和安全化的围产期心理护理，可作为护理、助产专业学生和临床护士及助产士、保健专业人员的指导用书。

补充说明

书中参考文献条目众多，为方便读者查阅，已将本书参考文献更新至网络，读者可扫描右侧二维码，关注出版社医学官方微信"焦点医学"，后台回复"9787523603314"，即可获取。

主译简介

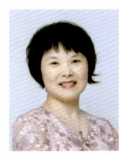

何桂娟

教授，硕士研究生导师，浙江中医药大学护理学院院长，助产学专业负责人，兼任浙江省护理学会副理事长，浙江省高等学校护理学类本科教学指导委员会秘书长，浙江省中医药学会护理专业委员会副主任委员；世界中医药学会联合会护理专业委员会副秘书长、常务委员；中国妇幼保健协会助产士分会助产教育专业学组委员会副主任委员；中国老年学和老年医学学会骨质疏松分会护理学专业委员会常务委员；中华护理学会护理教育专业委员会委员等。为浙江省科技计划项目、浙江省医药卫生科技计划项目等评审专家。为国家中医药管理局"十二五"重点培育专科"护理学"学科带头人，国家中医药管理局和浙江省等级医院评审专家，参与制订浙江省等级医院护理质量评审标准。担任香港公开大学荣誉教授，《中华现代护理杂志》《中华护理教育》《护理与康复》期刊编委。近年来，主持省部级科研和教学研究课题 21 项；主持省一流课程 2 门，获省级虚拟仿真实验项目 2 项，获国家实用新型专利和软件著作权 5 项，发表学术论文 60 多篇，SCI 收录 5 篇；主编、副主编教材 11 部。

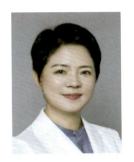

徐鑫芬

主任护师，博士研究生导师，浙江大学医学院附属妇产科医院海宁分院/海宁市妇幼保健院院长，国家级母乳喂养咨询师，国家级新生儿早期基本保健培训师。浙江省医学重点学科（创新学科）围产护理学学科带头人。兼任中国妇幼保健协会副秘书长，中国妇幼保健协会助产士分会主任委员；浙江省护理学会产科护理专业委员会主任委员；浙江省妇幼健康协会助产士专业委员会主任委员。《围产期母婴照护规范化体系的建立与应用推广》获第四届（2021）妇幼健康科学技术成果一等奖；获浙江省医药卫生科技进步二等奖。浙江省《护理与康复》杂志副主编。主持国家自然基金 1 项，省部共建重大项目 1 项，省部级项目 3 项；主持及参与省厅课题 30 余项；发明专利 1 项，实用型专利 7 项；于 SCI 期刊、Ⅰ级和Ⅱ级期刊发表论文 120 余篇；主编和参编著作 30 余部。

原著编者名单

原 著

Michelle Anderson
RM, PG Cert HE., BSc Midwifery, BSc (Hons) Psychology
Senior Research Midwife
Royal Free London NHS Foundation Trust
Reproductive Health & Childbirth Research Champion
North Thames, United Kingdom

参编者

Jane Anderson, BSc (Hons) Psychology, PG Diploma Psychodynamic Counselling, MBACP (accred.)
Women's Health Counsellor
Royal Free London NHS Foundation Trust

Michelle Anderson, RM, PG Cert HE, BSc Midwifery, BSc (Hons) Psychology
Senior Research Midwife
Royal Free London NHS Foundation Trust
Reproductive Health & Childbirth Research Champion
North Thames, United Kingdom

Cathy Ashwin, RN, RM, PGCHE, MSc, PhD
Freelance Midwifery Consultant; Honorary Assistant Professor
Academic Division of Midwifery
University of Nottingham
Nottingham, United Kingdom

Kate Clements, BSc (Hons), PG Cert
Named Midwife for Safeguarding Maternity
Royal Free London NHS Foundation Trust
North Thames, United Kingdom

David Connor, Consultant Midwife, MSc, Advanced Practice Midwifery, BSc Midwifery, Diploma Adult Nursing
Head of Midwifery
University College London Hospital
London, United Kingdom

Judith Ellenbogen, MSc, CQSW, Diploma in Applied Social Studies, BA, MBACP (accred.)
Women's Health Counsellor

Obstetrics and Gynaecology
Royal Free London NHS Foundation Trust
North Thames, United Kingdom

Helen Griffiths-Haynes, RM, BSc (Hons), PGcert (Higher Education), LLM (Medical Law and Ethics)
Senior Lecturer in Midwifery
De Montfort University
Faculty of Health and Life Sciences
Leicester School of Nursing and Midwifery
Division of Maternal and Child Health
Leicester LE1 9BH

Sally Hines, PhD
Chair of Sociology
Sociological Studies
University of Sheffield
Sheffield, United Kingdom

Agnieszka Klimowicz, MD, PhD
Consultant Perinatal Psychiatrist
North London Partners
Specialist Perinatal Mental Health Service
North London, United Kingdom

Anna-Marie Madeley, RM, BSc (Hons) Midwifery, MSc, PG Cert, THE, FHEA Midwife
Lecturer and Doctoral Student
The Faculty of Wellbeing
Education and Language Studies
The Open University
Walton Hall, United Kingdom

Ruth Pearce, PhD, MA, BA (Hons)
Visiting Research Fellow
Department of Sociology
University of Surrey
Guildford, United Kingdom

Visiting Researcher
School of Sociology and Social Policy
University of Leeds
Leeds, United Kingdom

Research Coordinator
Trans Learning Partnership
United Kingdom

Carla A. Pfeffer, PhD
Associate Professor
Sociology
University of South Carolina
Columbia, SC, United States

Maureen Doretha Raynor, BEd, MA
Senior Lecturer (Midwifery)
School of Nursing and Midwifery
De Montfort University
Leicester, United Kingdom

Damien W. Riggs, PhD
College of Education, Psychology and Social Work
Flinders University
Adelaide, SA, Australia

Tania Staras, RM, BA, MA, PhD, PG Cert, FHEA
Principal Lecturer in Midwifery
School of Health Sciences
University of Brighton
Eastbourne, United Kingdom

Francis Ray White, PhD
Senior Lecturer in Sociology
University of Westminster
London, United Kingdom

原 书 序

回想起几年前出版社第一次联系我的时候，*Midwifery Essentials: Perinatal Mental Health* 才初具雏形。如今，这部著作即将面世，我很荣幸能够为此作序。本书由产科学者和临床专家共同编写完成，它的出版将填补这一领域的空白。全书围绕围产期心理健康相关知识展开，既有理论的深度和广度，又有临床实用性，为产科护理系医学生、医护人员提供个性化、整体化和安全化的实践指导。

精神疾病对人类的困扰无性别差异（WHO，2020），但是由于大众对精神病患者和疾病本身仍存有偏见，心理疾病的披露和由此招致的污名化影响病情的诊断、转诊和后续及时的照护和治疗。在某些文化中（见第 5 章），精神健康问题是不能触碰的话题，否则患者有可能受到家人和当地社区的排斥。在围产期心理健康领域，助产士和其他医护人员需要掌握跨文化知识和社会经济情况，这对为社会弱势群体提供帮助非常重要，这些群体包括难民、寻求庇护者、女性因犯，黑种人、亚裔和少数族裔（BAME），以及女同性恋、男同性恋、双性恋、变性人、酷儿或对其性别认同感到疑惑的群体（LGBTQ+）。此外，还应考虑语言障碍和伴侣在分娩中带来的影响，因为这些因素在全球范围内存在很大差异。

多年来，对精神疾病的忽视和认识不足影响精神卫生服务的质量。但近年来，得益于一些知名人士在媒体上大力呼吁和鼓励民众公开谈论，精神健康问题得到越来越多的关注。据报道，仅在英国，约 6 名成年人中就有 1 名可能会经历焦虑或抑郁等常见的精神障碍（Morris，2019），因此，精神疾病是导致残疾、经济负担，以及在极端情况下导致产妇自杀的最主要原因（Knight 等，2019）。可以肯定的是，本书的受众（助产专业学生、助产士或其他对助产和产科护理感兴趣的医护人员）可能会在其职业生涯的某个时刻遇到患有精神疾病或复杂情感需求的女性。

在过去 5 年中，NHS England 扩大了其承诺范围：到 2024 年，预计完成每年为 66 000 名女性提供围产期心理健康服务的目标（NHSE，2016，2019）。这些服务包括加强多机构团队工作的连续性，增加围产期心理健康助产士专家和医生，以确保所有存在围产期心理健康问题的女性都能得到最好的护理。

本书目标明确，内容翔实，为围产期心理健康和助产实践提供全面系统的方法，介绍了具有实用价值的措施（见第 7 章），助力助产士更好地为患有精神疾病的女性提供服务。同时，针对助产士本身可能存在的精神健康问题也提供了相关建议。本书包含病例研究、实践知识点和复习要点，以帮助读者加深对内容的理解。每章提供如配套资料、培训课程等拓展资源供学生自学。

本书前 3 章主要介绍精神疾病的概况，以及基于 NICE（2014）的建议概述妊娠期间药物和非药物治疗及其对母婴的利弊。此外，还探讨了适用于精神疾病女性的心理支持、咨询和各种疗法、技术。

围产期心理健康的影响极其深远，不仅影响女性及其伴侣，而且对其孩子的情绪发展、社会发展和认知发展都有长期影响。后续章节讨论了围产期心理健康背景下的亲子关系。围产期出现心理问题的不仅仅是女性本身，亲子关系中父亲也可能经历焦虑和抑郁，而目前对父亲支持的指导仍然有限。第 8 章介绍关于跨性别者妊娠的原创实证研究，探讨跨性别者在妊娠期间经历的孤立和性别不安感。结果显示，跨性别群体妊娠后的抑郁发生率、自杀率均高于普通人群。

本书最后介绍了现代生活的各个方面对妊娠期女性心理健康产生的影响，如 COVID-19 大流行和数字社交媒体的使用。这些话题与我们密切相关，每个个体的行为都有可能对他人的身心健康和福祉产生影响。

作为一名教育工作者，我热切地希望全世界所有从事妇儿保健相关领域工作的助产士和卫生保健专业人员都能认识到心理健康对整个家庭的重要性。本书的出版将有助于实现这一目标。

Professor Jayne E Marshall

FRCM, PFHEA, PhD, MA, PGCEA, ADM, RM, RGN

Foundation Professor of Midwifery/Lead Midwife for Education

Interim Head of School of Allied Health Professions

School of Allied Health Professions

College of Life Sciences

George Davies Centre

University of Leicester

Leicester

参 考 文 献

[1] Knight, M., Bunch, K., Tuffnell, D., & on behalf of MBRRACE-UK. (2019). *Saving lives, improving mothers' care – Lessons learned to inform maternity care from the UK and Ireland Confidential Enquiries into maternal deaths and Morbidity 2015–2017. Oxford: National Perinatal Epidemiology Unit, University of Oxford. Ireland Confidential Enquiries into Maternal Deaths and Morbidity 2015-17*. Oxford: National Perinatal Epidemiology Unit, University of Oxford.

[2] Morris, M. (2019). *Mental health*. London: The Nuffield Trust.

[3] National Institute for Health & Clinical Excellence (NICE). (2014). *Antenatal and postnatal mental health: Clinical management and service guidance. Clinical guideline [CG192]*. London: NICE.

[4] NHS England (NHSE). (2016). *The five year forward view for mental health. A report from the independent Mental Health Taskforce to the NHS in England*. London: NHSE.

[5] NHS England (NHSE). (2019). The NHS Long Term Plan, London: NHSE.

[6] World Health Organization (WHO). (2020). *Gender and women's mental health*. Retrieved January 2020 from https://www.who.int/mental_health/prevention/genderwomen/en/.

译者前言

　　妊娠与分娩是一个自然的生理过程，但对女性来讲是一件重大的应激事件，孕产妇受到内外环境各种因素的影响，非常容易出现复杂的心理变化，不仅影响产妇的健康，还会影响婚姻、家庭和后代，甚至对产妇的认知与社会发展也能产生长期影响。国内外学者经过不断探索，总结了有关围产期心理健康的研究成果。本书由中国科学技术出版社引进，可为护理学和助产学专业学生、助产士、母婴专科护士和对孕产妇护理感兴趣的卫生保健专业人员提供学习资源，将填补目前国内在这一特定领域的学术著作空白。

　　本书共 9 章，聚焦围产期心理健康，探讨了适用于精神心理疾病女性的心理支持、咨询、各种药物和非药物干预方法和技术，介绍了临床实践的相关工具，提供了关于助产士照护孕产妇的指南建议和利弊分析，为助产士更好地照护孕产妇的精神心理健康和助产实践提供理论和方法的指导。本书还就孕产妇配偶、跨性别者、社会弱势群体等面对妊娠和分娩的心理问题、COVID-19 大流行和数字社交媒体的发展时代挑战展开了讨论，为助产士针对特殊人群、特殊情景下的围产期心理照护提出了最佳实践建议。

　　本书设计了病例研究、实践知识点和复习要点等模块来支持读者对内容有更深入的理解，并提供资料来源，包括网络资源、社会支持和培训课程，为助产学专业的师生提供了教学资源，助力中国助产学专业的建设和发展。同时，有助于提高助产士及相关卫生保健工作人员识别和应对围产期心理问题的能力，具有一定的推广及借鉴意义。

　　本书翻译团队由高校教师、临床助产士和精神心理医师组成，拥有丰富的翻译经验和临床专业经验，在保持原著光彩的基础上进行了文字的调适，提高了中文的可读性。感谢每一位译者的辛勤付出，感谢原著者 Michelle Anderson 和多位著者及时总结了围产期心理健康的最新研究成果，感谢中国科学技术出版社引进了本书并提供翻译的机会。本书为首次翻译，如有不足之处，恳请读者批评指正。

浙江中医药大学护理学院　何桂娟

致　谢

作为首部针对助产士开展围产期心理健康工作的编辑和合著者，我想对以下人士表示感谢。

首先要感谢所有撰稿人和审稿人分享他们的知识和专长。正是他们的付出丰富了本书的内容，带来了发人深省和实用的临床场景。

其次要感谢 Alison Taylor 在本书的准备阶段提供了帮助，她出色的反馈意见帮助形成了最终版本。

感谢 Veronika Watkins 在章节内容方面的帮助和支持！

感谢 Kate Clements 关于围产期心理健康和内容规划的有趣讨论，同样有助于本书的形成。

感谢 Marcus 和 Millie 的鼓励。

感谢 Michael 源源不断提供咖啡和巧克力。

最后，感谢所有花时间阅读本书的助产士们。我希望阅读本书能增进大家对围产期精神疾病的了解，并将获得的知识应用于助产士实践领域。

献　词

谨以本书献给我的女儿 Shanika，她患有精神疾病，但用她自己的话说，她的人生没有被精神疾病所禁锢。

目 录

绪论　围产期心理疾病：不全是心智问题
Perinatal mental illness–It's not all in the mind

Michelle Anderson　David Connor　著

陈华云　译

　　我女儿曾一度患有精神疾病，自她恢复之后，我开始意识到助产人员理解心理健康之复杂性是多么重要。在英国，约 1/6 的成年人会经历焦虑症或抑郁症等常见精神障碍（Morris，2019），心理健康问题是导致精神障碍的最大原因，估计每年耗费的经济成本约 1050 亿英镑（NHS England，2016）。也许很多读者都有过与精神疾病相关的经历，无论是你自己、你的家庭成员，还是朋友。此外，我可以肯定地说，作为一名助产人员，在其职业生涯的某个时刻，总会遇到有精神疾病或复杂情感需求的女性。因此，毫无疑问，心理健康与身体健康同样重要。

　　值得注意的是，精神疾病同样会影响男性和女性。然而，精神疾病的表现形式存在显著差异（WHO，2020）。例如，女性更有可能表现为焦虑和抑郁，也更有可能遭受家庭暴力，而家庭暴力是促成精神疾病的因素之一（WHO，2020）。精神健康障碍（如精神分裂症和双相情感障碍）的发生率似乎没有性别差异，但女性患者表现出的症状各异（NIMH，2020）。

一、围产期心理健康的含义

　　围产期心理健康包括女性妊娠期和分娩后的精神健康。女性可能在妊娠期间和分娩后首次出现精神健康问题，助产人员必须注意这一点，并且需要在分娩前和分娩后筛查其精神健康的变化。

　　许多患有精神疾病的女性也会生育，其中包括患有严重或复杂精神疾病的女性。因此，助产人员必须充分了解如何护理不同精神健康状况的女性。

据估计，有 1/5 的母亲在分娩前或分娩后 1 年内经历过抑郁和焦虑（NHS England，2016）。此外，约每 1000 名女性中就有 1 名患有产后精神疾病，如果本人或其直系亲属有精神疾病史，该风险会增加（RCP，2020）。自杀是女性妊娠期和分娩后死亡的第五大原因，它是妊娠后 1 年内死亡的主要原因（NDPH，2018）。在英国，2015—2017 年，妊娠期或分娩后 1 年内死亡的女性中，约 6% 被诊断有精神疾病，或者遭受过家庭暴力，或者有过药物滥用情况（Marriott 等，2019）。围产期心理健康的影响深远，包括女性及其伴侣，以及孩子的情感、社会和认知发展（NHS England，2020）。

孕妇的伴侣也可为精神疾病所困，这可能对孕妇及其家庭产生影响。英国皇家妇产科学会（Royal College of Obstetricians and Gynaecologists，RCOG）的一份报道指出，许多男性在妻子妊娠期或之后会经历情绪低落或抑郁，随之而来的是焦虑，但缺乏研究支持该结果，因为卫生专业人员主要关注于研究母儿的健康（RCOG，2017）。作为助产人员，需要明确孕妇伴侣的心理健康状态，并将其作为向女性及其新生儿提供全面护理过程中的一部分。

女同性恋、男同性恋、双性恋、跨性别者和酷儿（lesbian，gay，bisexual，transgender and queer/questioning，LGBTQ+），以及黑种人、亚裔和少数族裔者（black，Asian and minority ethnic，BAME）更有可能产生自杀想法并实际尝试自杀（MHFA，2019）。LGBTQ+ 群体也更容易出现焦虑障碍，而精神错乱在BAME 群体中更常见（MHFA，2019）。MBRRACE 最近报道（2015—2017 年），与白种人女性相比，黑种人孕产妇死亡率是其 5 倍，而亚裔孕产妇死亡率是其 2 倍（MBRRACE，2019）。尽管这不完全是因为精神健康问题所致，但根据已有发现，需认识到 BAME 群体更容易有自杀倾向，这点不容忽视。据估计，英国白种人女性有 20.9% 发生常见心理健康问题，与之相比，黑种人和英国黑种人女性有 29.3%，而非英国白种人女性则为 15.6%（McManus 等，2016）。

应考虑到性别认同。性别认同定义为个体是否认为自己是男性、女性还是其他性别（Obedin-Maliver & Makadon，2016）。跨性别者是指个体的性别认同与他们出生时的生理性别不一致的人（Makadon 等，2015）。这与他们在情感上、思想上或性别上被谁吸引无关，而是他们选择如何生活，让自己的身体与内在的性别认同保持一致（Obedin-Maliver & Makadon，2016）。跨性别者在妊娠期间可能会经历孤独和性别焦虑。助产人员必须意识到，跨性别者抑郁和自杀率高于普通人群；因此，需格外警惕对这些人在妊娠期和分娩后进行抑郁和焦虑筛查（Obedin-Maliver & Makadon，2016）。

贫穷和社会经济条件差是造成精神健康不良的另一个因素；16%的非贫困女性可能出现常见的精神健康问题，而贫困女性的这一比例为29%（The Woman's Mental Health Task Force，2018）。寻求庇护的女性或囚犯也可能感到孤独，出现精神健康状况不佳状态。

二、精神健康服务工作的曲折

一些女性得不到精神健康照护，因为她们害怕被质疑胜任父母的能力，倘若如此，会导致最坏的情况发生，即带走她们的孩子（The Woman's Mental Health Task Force，2018）。许多女性担心精神疾病会给她们带来社会偏见（MHF，2020）。重要的是，助产人员要意识到，女性可能会因为害怕歧视而不愿说出她们的精神健康问题。因此，助产人员应该留有余地，让她们可以讨论任何健康问题，包括精神健康问题。

据报道，亚裔和少数族裔女性在获得精神健康照护和服务方面面临更多障碍，包括认识和接受精神健康问题、不愿讨论心理压力和寻求帮助、对精神健康的负面看法和社会歧视的担忧（The Woman's Mental Health Task Force，2018）。

精神健康服务部门给予的照护程度可能有很大差异。据公开报道，英国国家医疗服务体系（National Health Service，NHS）精神健康服务多年来一直面临资金不足和不被重视的问题（Kings Fund，2019）。然而，实际可用资源之匮乏更是令人沮丧。从我女儿的经历，特别是在她严重不适期间，我亲眼所见的护理短缺问题来看，坦率地说，有时候在可提供照护方面无人可求。在一个不稳定且资金不足的医疗体系，同患有严重精神疾病的人生活在一起是极其困难的。然而，随着关注度增加，以及急需资金到位，提升精神健康服务未来可期（Kings Fund，2019）。即便如此，仍有许多工作要做。

三、围产期心理健康服务展望

NHS的"精神健康五年展望"（Five Year Forward View for Mental Health，2016）计划中有一项改革精神健康保健议程，其中包括围产期心理健康（NHS England，2016）。该议程制订了明确的实施计划，详细说明了一项旨在到2020—

2021 年增加投资和获得精神健康服务的 5 年期战略目标（NHS England，2016）。其目标如下。

- 2016—2017 年将有超过 12 万人优先获得精神健康保健和治疗服务。
- 精神健康投资标准已计划于 2017—2018 年在英格兰和 2018—2019 年在整个英国普及。
- 首批国家精神健康治疗标准开始生效，等候实施时间。
- 新的精神健康表已经推出，以供关键指标执行具有可操作性。
- 第一份全面的全年龄心理健康人力资源战略已联合编制，于 2017 年 4 月出版。

（引自 The Five Year Forward View for Mental Health：One Year On，2017）

在围产期心理健康方面，"精神健康五年展望"建议，应向所有有需要的女性及其家庭提供专业精神健康服务（NHS England，2017）。围产专业发展基金于 2016 年 8 月启动，将在未来 3 年提供 4000 万英镑，以帮助扩大和改善英格兰 20 个地区的服务，其中包括 90 个临床委任组（CCG，2017）。到目前为止，该项目取得了极大成功，英格兰所有地区现在都成立有围产专业小组，住院母婴病房的数量从 15 个增加到 19 个（Marriott 等，2019）。然而，为了确保所有需要围产期心理健康服务的女性都能获得这些服务，仍有许多工作要做。2023—2024 年，英国国家医疗服务体系的长期计划（2019）每年会为 6.6 万名女性改善围产期心理健康服务（Marriott 等，2019）。

四、围产期心理健康和护理

助产人员在围产期心理健康护理方面发挥基础作用。推广优生优育和全程护理服务模式，提升了对围产期心理健康问题的女性的照护，其好处已被广泛记录（见第 7 章）。引入围产期心理健康助产人员和助产专家小组至关重要，对于所有有围产期心理健康问题的女性，可确保其在妊娠期间与多学科小组配合，以获得尽可能好的护理。专业精神健康助产人员处于主导地位，可以优化对患有精神疾病的女性及其家人的护理（RCM，2018）。关于专业精神健康助产人员的英国皇家助产士学会（Royal College of Midwives，RCM）（2018）报道如下。

在提高孕产妇服务质量、为患有围产期精神疾病的女性制订计划和实施综合护理方面，精神健康专业助产人员发挥着至关重要的作用。他们是多机构管理围产期心理健康临床路径的重要组成部分。然而，他们既不能替代围产期心理健康保健专家，也不能替代所有普通助产人员提供精神健康保健。精神健康保健是所有助产人员提供护理的核心内容：良好的孕产妇保健可使孕产妇身心健康，从而改善她们及其家庭和下一代的结果。

许多助产人员在接诊有精神健康问题或有复杂社会需求的女性时缺乏信心。这通常是由于以下原因造成：助产人员缺乏培训，孕产妇无病史记录，护理连续性差，缺乏照护服务，以及女性不愿讨论其精神健康问题（RCM，2018）。

出版本书的原因之一是为围产期心理健康和助产实践介绍一个全面和系统的方法。希望本书在助产人员服务患有精神疾病的女性时，为其提供信息和启发，以及起到"工具包"的作用。由于精神健康会影响每个人，该书还为助产人员如何照顾自己和彼此提供了建议。

最后，我自己经历过亲人遭受严重精神疾病折磨的苦楚，真切感受到精神健康服务的差距。这对患者造成的损失和对家庭成员的影响不应低估。因此，作为助产人员，让我们倡导提供更好的精神健康服务，并努力以善意和理解来照护女性及其家庭。

人们会忘记你说过的话，也会忘记你做过的事，但他们永远不会忘记你给他们的感觉。

——Maya Angelou

第1章 围产期心理健康疾病综述
An overview of perinatal mental health conditions

Agnieszka Klimowicz　Michelle Anderson　著

陈华云　译

一、精神疾病的识别

妊娠期或分娩后 1 年内有多达 20% 的人受围产期精神疾病（perinatal mental illness，PMI）影响（Public Health England Guidance，2019）。虽然 PMI 很常见，但许多疾病仍未被诊断和治疗。助产人员与全科医生和卫生访视员一起，在识别精神健康问题方面发挥着重要作用。

不要忽视与妊娠早期和分娩后女性讨论精神健康问题的重要性。精神健康问题变化微妙且难以发现，可能需要助产人员仔细探究妊娠期和分娩后出现的问题（见第 7 章）。本章对主要精神健康障碍进行了概述，建议进一步阅读，以更深入了解所讨论的各种情况。

检测和预测

精神健康状况识别包括以下方面。

1. 检测当前症状。

2. 通过个人史和家族史预测精神健康障碍发生的风险。

在排除疾病状态或药物滥用后做出功能性（初级）精神健康障碍的诊断。精神活性物质（如酒精、大麻、可卡因、兴奋剂、咖啡因、致幻剂等）可引起精神状态的变化（如焦虑）。一些疾病状态可导致继发性精神健康问题，例如，甲状腺功能减退会引起抑郁，贫血有时会引起焦虑、情绪低落和疲倦。

精神障碍的原因尚不清楚，可能是多因素所导致；然而，遗传和社会心理因素通常会在精神障碍发生过程中起作用。许多精神障碍首先发生于重大生活事件之后，或者与社会心理压力有关，但也可能在没有任何明显诱因的情况下出现症状。

许多精神疾病可以在各种情况下自然发生。因此，诊断通常是基于个人、家庭、社会、教育、职业或其他重要日常生活领域的严重损害。有更复杂精神健康问题的人可能有多种精神病（共病），因为他们的症状不能归为一类。

PMI 可以是以前就存在，也可以是在妊娠期间或分娩后发生。与非妊娠者症状没有显著差异；然而，重大的社会心理变化（包括身份转变为母亲）意味着症状的出现很可能与妊娠和（或）新生儿相关。此外，妊娠期和产褥期会自然产生焦虑，这反过来又使已经存在的或新出现的精神障碍带有焦虑感和脆弱感。妊娠期间独特生理状态和分娩前后激素变化可改变某些女性的性情，从而改变她们的精神状态。

妊娠期和分娩后轻 - 中度抑郁和焦虑的发生率及患病率相似。然而，在分娩后最初几周内，发生非精神性抑郁增加。这些症状可能在分娩后 2～6 周表现为焦虑和抑郁，并可能迅速恶化。

妊娠期新发严重精神疾病的概率不高，但在分娩后会增加。然而，严重情感障碍（双相情感障碍和严重抑郁症）会在妊娠期间复发，特别是在停用药物后。在分娩后数天和数周内发作的精神疾病大多数表现为严重围产期精神急症。

更重要或更复杂的精神健康问题会影响育儿，或被认为是如此。孕妇和那些已生育的女性可能不愿意在疾病早期寻求帮助，因为她们认为精神疾病是一种耻辱。一些女性可能担心卫生专业人员会如何评估她们作为母亲的身份，担心她们的孩子被带走。不幸的是，如果没有治疗和照护，即使是偶发的精神健康问题，也可能在妊娠期和分娩后发展成慢性疾病。睡眠不足和初为人母的责任感增加，往往会影响身体恢复。应当注意，与成年女性相比，青春期女性围产期发病率和死亡率可能更高（WHO，2020）。尽管在英国孕产妇因自杀的死亡率很低，但在整个生命周期中，这个时期比在其他任何时候自杀的风险都要高得多。自杀是孕产妇直接死亡的第二大原因，并且是妊娠结束后 1 年内发生直接死亡的主要原因（Knight & MBRRACE，2019）（见第 8 章）（框 1-1）。

> **框 1-1 实践知识点**
>
> 抑郁和焦虑症状出现在大多数精神疾病中，其症状本身并不是诊断，如以下临床病例。
>
> Helen 怀第 2 胎，妊娠 32 周，助产人员把她转到专业的围产期心理健康服务中心，并告知她目前患有严重的焦虑症，难以离开其住所。她最近刚搬到这个地区，并从另一家医院转诊过来。
>
> 在进行精神病学评估过程中，她透露在几年前曾被诊断为精神分裂症，每天服用奥氮平 20mg（抗精神病药物的最大剂量；有关药物的更多信息，请参阅第 2 章）。丈夫最近离开了她，她变得更加偏执，觉得在家更加安全。她偶尔会听到分辨不清的声音，同时患有糖尿病。随后，多学科小组合作安排了紧急围产期精神保健和生育计划。

二、精神健康状况概述

最常见的精神障碍是抑郁症和焦虑症。

（一）抑郁症

据估计，在发达国家，10%～15% 的女性患有围产期（分娩前和分娩后）抑郁症（RCPsych，2018），其中 1/3～1/2 的女性经历了更严重的抑郁（重度抑郁）。在妊娠期间，抑郁症状可能是新发或复发（Marcus，Flynn，Blow，& Barry，2003；Shakeel 等，2015）。抑郁症通常有一个断续发生过程，但也有可能是慢性过程，称为情绪不良（轻度、慢性抑郁）。抑郁发作分为轻度、中度和重度。

妊娠期发生抑郁，由于积极情绪减少，会防碍母亲与婴儿的亲密关系（Dubber，Reck，Muller，& Gawlik，2014）。分娩后发生抑郁，还会影响其作为母亲的身份，通常会认为这样的女性难以胜任母亲角色（Leach，Marino，& Nikevic，2019）。值得注意的是，抑郁经常与焦虑症状同时发生，在妊娠期和分娩后更是如此（Biaggi，Conroy，Pawlby，& Pariante，2016）。抑郁症复发的风险高达 50%（Sim，Lau，Sim，Sum，& Baldessarini，2016）；因此，助产人员在整个妊娠期筛查过程中关注抑郁症状是很重要的（框 1-2 和框 1-3）。

（二）产后抑郁

产后抑郁期是指分娩后第 1 周情绪不稳定的短暂时期。分娩后女性的患病率为 26%～84%（O'Hara & Wisner，2014）。产后抑郁与分娩后几天内发生的重大

框 1-2　抑郁症状

- 情绪低落。
- 无精打采。
- 缺乏快乐（快感缺乏）。
- 缺乏自尊。
- 内疚感。
- 悲观地看待自己、他人和未来。
- 感到绝望。
- 优柔寡断，缺乏动力。
- 更严重的抑郁会发生以下情况：失眠，食欲不振，说话或行动比平时慢，精力不足，有自残的想法或行为。
- 非常严重的抑郁症可能伴有妄想和幻觉等精神病症状。

框 1-3　实践知识点

- 抑郁症是一种反复发作的疾病。
- 如果一个人只有抑郁发作史，这种疾病被称为单相抑郁症。
- 如果一个人有情绪激昂发作史（躁狂或轻度躁狂），抑郁发作是双相情感障碍的表现之一，这是一种严重的精神疾病，妊娠期和分娩后具有不同风险，需要不同的治疗。
- 双相情感障碍和单相抑郁症表现相似，仅根据症状通常不能将它们区分。
- 在一段情绪激昂发作后，抑郁症患者可诊断为双相情感障碍。分娩后转变为双相情感障碍的风险轻微增加。
- 患有身体慢性疾病的人患抑郁症的概率是健康人的 2～3 倍（NICE，2009）。

生理和心理变化有关。

　　症状包括情绪低落、哭泣、情绪不稳定、焦虑、失眠、食欲不振和烦躁不安（O'Hara & Wisner，2014）。它不是一种精神障碍，通过充足睡眠、有效帮助和安慰可能足以改善症状。然而，产后抑郁也可能是分娩后情感障碍变化的早期信号。如果症状在 2 周内大部分时间存在，或者变得更严重，就可诊断为抑郁症。

- 分娩后早期出现的严重失眠和焦虑，不认为是产后抑郁。
- 同样，有严重抑郁症或双相情感障碍（bipolar affective disorder，BAD）病

史的女性，在分娩前后出现产后抑郁或轻度抑郁症状，则是复发的前兆，应予以相应治疗。

（三）产后亢奋

人们对这种情绪状态知之甚少，但它似乎发生在分娩后早期，可以影响约1/10 的女性（Heron & Oyebode，2011）。症状类似于轻度躁狂；例如，新手母亲会感觉很好，精力充沛。如果女性能够得到充分睡眠和休息，这可能不是问题。然而，产后亢奋更容易出现在有情绪障碍史的女性中，并且可能预示着今后会发生抑郁或精神病（Heron，Craddock，& Jones，2005）。值得注意的是，精神健康专家需及时注意到患者出现以下表现：异常健谈，参与大量的任务而又半途而废，以及睡眠减少（Heron & Oyebode，2011）。数天的睡眠不足会引发奇思怪想，演变成产褥期精神病，这是一种紧急医疗情况。如果观察到任何有关的行为或想法，不应将母亲单独留在婴儿身边，应将其紧急转至精神健康小组进行评估（框 1-4）。

框 1-4　实践知识点

检测

NICE（2014）建议在讨论女性的心理健康和幸福时，询问以下有关抑郁症症状的问题。

- 在过去的 1 个月里，你是否经常为情绪低落、抑郁或绝望所困扰？
- 在过去的 1 个月里，你是否经常因为对做事情没有兴趣或乐趣而烦恼？

预测

- 妊娠期抑郁是产后抑郁的最强预测之一。
- 有抑郁症病史的女性在妊娠期和（或）分娩后复发概率很高。
- 应考虑有严重精神疾病的个人史和家族史，特别是围产期精神疾病。

三、焦虑症

焦虑症可影响高达 15% 的孕妇和约 8% 的分娩后女性（O'hara & Wisner，2014）（框 1-5）。

在某些情况下，焦虑是一种正常的感受，如在考试或面试前。当焦虑呈主导性和（或）持续性时，它就会成为一个临床问题。焦虑症可以有一个慢性或暂缓

框 1-5　焦虑筛查

检测

NICE（2014）在对女性精神健康进行综合讨论时，建议进行焦虑筛查。

- 在过去的 2 周里，你是否经常感到紧张、焦虑或紧张？
- 在过去的 2 周里，你有多少次因为无法停止或控制焦虑而烦恼？

实践知识点

以下提问也很有用。

- 你发现自己有过逃避某些场合或行为吗？如果有，这会给你带来问题吗？

对上述一个或多个问题的肯定回答将需要进一步的深入讨论 / 评估，如果需要，将其转诊给全科医生；如果怀疑有更严重的精神健康问题，则将其转诊给精神健康专业人员。

注：没有长期焦虑症病史的女性在妊娠末期和分娩后最初几周突然出现新发、严重或恶化的焦虑症，需要进一步评估是否有更严重的围产期精神疾病，通常需要转到（围产期）精神健康服务机构。

过程。患者出现一些焦虑障碍的症状并不罕见；例如，一个广义焦虑症（general anxiety disorder，GAD）患者会发展成恐慌症，或者严重的广场恐惧症会导致恐慌发作。轻度焦虑症可以通过自助或心理疗法得到有效治疗。严重或复杂的焦虑障碍需要药物干预（表 1-1）。

　　严重焦虑的一个显著表现是回避。回避行为可以减弱焦虑，或者使其暂时消除。然而，逃避也会加剧焦虑。这些行为会极大地影响日常生活。

（一）分娩恐惧症

　　分娩恐惧症是指女性对生育极度恐惧的一种特殊表现，它可以导致患者拒绝生育。孕妇在妊娠期担心分娩是比较常见的，然而分娩恐惧症与此大不相同，她的恐惧会影响日常生活，逐渐使女性变得衰弱。分娩恐惧症可以是原发的，也可以是继发的。原发性分娩恐惧症是指没有妊娠经历的女性对分娩产生的一种病态恐惧。继发性分娩恐惧症通常发生在创伤或痛苦的分娩之后（Hofberg & Brockington，2000）。分娩恐惧症也可能是抑郁症或创伤后应激障碍（posttraumatic stress disorder，PTSD）的症状（Hofberg & Brockington，2000）。对于一些女性来说，对分娩的恐惧可能非常严重，以至于即使想要一个孩子，她也会避免妊娠（框 1-6）。

表 1-1　焦虑障碍的类型

广义焦虑症（GAD）是最常见的焦虑症

患有这种反复不定、慢性疾病的人会出现"全面性焦虑"（"无原因的焦虑"），或者对多种日常事件过度担忧。他们不能放松，而且有各种各样的身体症状，如颤抖、多汗、心悸、疲倦、头晕、胃部不适等。GAD 在女性中更为常见

恐慌症（panic disorder）是焦虑症最严重的一种形式，即恐慌发作。恐慌发作通常具有强烈的情感表现，伴有许多身体症状，患者可能会发展出失控或"疯狂"的恐惧。在恐慌发作间隙，患者会持续地担心再次恐慌发作（预期性恐惧或"对恐惧的恐惧"）。后者可能比真正的恐慌症发作更严重

恐惧症（phobia）是对某一物体、地点、情况、感觉或动物的极度恐惧。当恐惧被放大时，就可诊断恐惧症

特定恐惧症是包括对蜘蛛、高度、封闭空间（幽闭恐惧症）或身体（如对血液、呕吐或注射）产生的恐惧症

广场恐惧症是一种复杂的恐惧症，患者在难以逃离或无法得到帮助的情况／地点（拥挤的地方、超市、公共交通、外出、独自在家等）受到惊吓。在这种情况下，会出现某些特别的不良结果，如恐慌发作或令人尴尬的身体症状

社交焦虑障碍是指在社交场合的恐惧，如在谈话时，或者在吃饭、喝酒或在他人面前表演被关注时（表现焦虑）。患者害怕负面评价

疑病症是指担心可能患上严重、进行性或危及生命的疾病。患者会误解身体的体征或症状，可能会过度寻求专业关注，即使在进行适当的医疗评估和调查后仍无法安心（WHO，2020）

引自 World Health Organization (WHO). (2020). ICD-11: Mental health. https://www.who.int/health-topics/mental-health#tab=tab_1.

框 1-6　实践知识点

当一名患有分娩恐惧症的女性要求剖宫产时，建议将其转诊给具有围产期心理健康照护专业知识的卫生保健专业人员，这样可以帮助她解决焦虑情况（NICE，2017）。如果和患者交流讨论，提供专业支持后，患者仍不接受阴道分娩，可计划行剖宫产（NICE，2011）。

（二）强迫症

强迫症（obsessive compulsive disorder，OCD）的特征是具有侵入性的想法、意图或冲动（强迫）和（或）强迫行为。约 1% 的女性、2% 的孕妇和接近 2.5%

的分娩后女性患有强迫症，但这一比例可能高达 5%（O'hara & Wisner，2014）。相对较高的患病率表明，妊娠和分娩可能是强迫症的诱因（Forray，Focseneanu，Pittman，McDougle，& Epperson，2010）。

强迫是不受待见的（自我失调），会引起焦虑或不安，通常带来巨大痛苦。患者试图通过强迫性行为来忽略、抑制或控制这种状态，从而获得暂时缓解（表 1-2）。例如，如果你一直认为睡觉后没有关掉煤气，就会导致你整晚不停地检查燃气灶。

表 1-2　可能与强迫症有关的其他类型

囤积症是指患者杂乱无章地积累了大量物品，而这些物品通常没有什么金钱价值，但患者又无法离开那些不需要的物品，同时又强烈质疑自己为什么留下这些物品。 这就导致环境杂乱不堪，在极端的情况下，房子里剩余空间太小，这可能会带来健康风险，并由此需加强安全防范。 囤积症与强迫症、严重抑郁症或精神分裂症相关（WHO，2020）

身体变形症是一种与强迫症相关的病症。 受影响的人专注于他或她外表上的一个或多个瑕疵，而这些瑕疵对其他人来说可能是无关紧要的。 它主要发生在青少年或年轻的成年人。治疗方法与强迫症类似

引自 World Health Organization (WHO). (2020). ICD-11: Mental health. https://www.who.int/health-topics/mental-health#tab=tab_1.

妊娠期和分娩后强迫症包括担心或伤害婴儿的想法，这可能会给母亲造成非常大的痛苦。担心孩子健康的母亲可能会强迫性地不断检查婴儿的健康状况，例如，因害怕被感染或被某种物质污染以至过度的清洁。一些强迫症患者对对称或整齐有一种强迫性的要求，这在有小孩时可能很难满足。最后，尤其让母亲感到恐惧或反感的是，在照顾婴儿时产生性侵犯的想法（RCPsyc，2018）（框 1-7）。

框 1-7　实践知识点

- 患有强迫症的母亲若能控制冲动，或无其他明显的合并情况，如药物滥用、人格障碍或精神病，不太可能会直接危及孩子。
- 有强迫症家族史的人可能更容易患强迫症（RCPsyc，2018），那些极度细致、焦虑或有很强责任感的人同样如此。
- 有些人患有强迫症，并伴有其他焦虑症、抑郁症或进食障碍。

（三）创伤后应激障碍

创伤后应激障碍（PTSD）是一些人在遭受生命威胁、性虐待或人口贩卖等极端恐吓或可怕事件后发生的一种疾病。女性在分娩后可能会经历创伤后应激障碍，尤其是在分娩困难导致紧急剖宫产或顺产难产的情况下。这种情况更可能发生在已经有焦虑和抑郁的女性身上。

住进高依赖病房或重症监护室的女性和丧失生育能力的女性患 PTSD 的风险增加。其他风险因素包括以前受虐待、自己的婴儿不健康住进新生儿病房、死产和有严重疾病的女性。这并不包括先诊 PTSD 的女性，如她们经历过各种创伤过程。PTSD 被认为是一种缓解期状态，但也可以呈慢性过程。

PTSD 的正式诊断需要有客观上构成生命威胁的情况（根据 WHO 或美国的分类），PTSD 的症状也可能在自己或婴儿的生命健康受到威胁后出现，这可能是由于患者经历长时间、非常痛苦的生产和（或）助产，以及紧急剖宫产术（Furuta 等，2018）。分娩期间或分娩后受到的负面照护体验，以及分娩期间的无力感或缺乏控制力都可能导致分娩后心理问题的后续发展（Reed，Sharman，& Inglis，2017）。分娩后以这种方式出现的这些症状被称为分娩创伤，在某些情况下，可能被错误地诊断为产后抑郁或焦虑。分娩创伤会对母婴之间的关系产生负面影响（Simpson & Catling，2016）。

在目睹难产和（或）分娩后，分娩伴侣也会出现 PTSD 症状（Etheridge & Slade，2017）。其他重大的生活事件，如极其激烈的关系破裂，也会导致 PTSD 症状。

创伤后应激障碍的症状

- 以真切的侵入性记忆、重现或噩梦的形式重新经历创伤事件。
- 避免去想或回忆某些事情，或者避免联想到该事件的内容、情境或相关人物（在分娩创伤的情况下，女性可能会避免预约医院或避免看婴儿的照片）。
- 持续感知当前不断增加的威胁（过度警惕、惊吓反应、失眠）。
- 情绪低落，有负罪感或责备感。

复杂性 PTSD 可能在长期或重复暴露于难以或不可避免的事件（如酷刑、奴役、种族灭绝运动、长期的家庭暴力、反复的童年性虐待或身体虐待）后形成（框 1-8）。

框 1-8　实践知识点

助产人员应协助患有创伤后应激障碍（PTSD）的女性，与她们详细讨论生产方式和生产计划。重要的是，患有 PTSD 的女性在分娩过程中要有控制感，因此，助产人员应该在需要的时候鼓励产妇，以确保实现这一目标。

PTSD 者除有以上症状之外，还有以下方面。

- 严重和长期的情感调节问题。
- 与创伤事件相关的自卑感、羞耻感、罪恶感或失败感。
- 难以维持人际关系和与他人的亲密关系。

（四）适应障碍

适应障碍是一种常见的精神健康问题。当一个人过度忧虑，专注于某一个压力事件、境况或生活变故，以及相应的原因和结果，发现其难以适应和应对这些变化时，就可诊断为适应障碍。这种情况可能发生在生活压力事件之后，如重大的关系问题、离婚、疾病、经济问题、失业等。这种障碍通常在 6 个月左右就会消失，之后也会适应生活的变化。如果压力持续存在，如持续失业，则需要更长时间调整。

症状通常与轻度焦虑症相似，也可能出现抑郁或易怒（框 1-9）。

框 1-9　实践知识点

适应障碍在分娩前后很常见。爱尔兰的一项研究发现，在 45 名接受围产期心理健康服务的女性中，几乎一半（48.9%）被诊断为适应障碍（Doherty, Crudden, Jabbar, Sheehan, & Casey, 2019）。

（五）注意缺陷多动障碍 / 儿童多动症

注意缺陷多动障碍 / 儿童多动症（attention-deficit/hyperactivity disorder, ADHD）是一种儿童时期神经发育障碍性疾病，但在 65% 的患者中，某些损伤会持续到成年。4% 的人患有此病，男孩的发病率是女孩的 4 倍。虽然儿童经常会有注意力不集中和多动症状，但在成年人中，症状更可能表现为注意力不集中［注意障碍（attention-deficit disorder，ADD）］，而多动会变成明显的躁动。

ADHD 与其他精神健康问题高度共存，尤其是与焦虑和抑郁。患有 ADHD 的女性注意力不集中，容易冲动，可能在育儿方面有问题。ADHD 未经治疗或治疗不当可能导致冒险行为，这可能会给分娩前和分娩后的母亲和孩子带来风险。ADHD 和药物滥用之间也有联系，但一些证据表明，对 ADHD 进行适当的治疗可能会减少这种联系，并有助于预防共病（Katzman，Bilkey，Chokka，Fallu，& Klassen，2017）。冲动会增加意外妊娠的风险。

（六）进食障碍

当因自尊心和自我价值而有主动控制体重的行为时，被诊断为进食障碍（eating disorder，ED）。ED 通常发生在青春期和青年期，在女性中更为常见（RCPsyc，2018）。在英国，神经性厌食症的患病率约为 7/1000，少女和年轻女性的发病率更高（Sebastiani 等，2020）。神经性暴食症更为常见，并可影响老年群体，育龄女性的患病率为 0.5%～1%（Sebastiani 等，2020）。在妊娠期间，高达 7.5% 的女性可能会患 ED（Easter 等，2013）。暴食症和 ED 均缺乏典型表现，均被描述为"除非另有特指"。据估计，约 5% 的女性可能同时患有暴食症和 ED。因此，可以认为孕妇 ED 相对常见，但也可能未被发现。

ED 有多种原因，涉及社会文化、生物和心理因素，包括人格特质在内的因素都有助于该病的发病。值得注意的是，这种情况会随着时间的推移而改变。例如，常见一个人经历暴食症后再出现厌食症，反之亦然。对于患有 ED 的人来说，同时患有强迫症和焦虑人格特质的人也并不罕见。

神经性厌食症的诊断标准是体重指数（body mass index，BMI）在 $17.5kg/m^2$ 以下，并且患者采用一种或多种方法减肥或不增重。

这可能包括以下方面。

- 限制饮食和节食性泻便。
- 过度锻炼。
- 使用食欲抑制药、泻药和（或）利尿药。

患有厌食症的人往往追求一种畸形的苗条形象，害怕体重增加（害怕肥胖）和（或）执着于减肥，这可能是其恐怖行为的根源。由此引起的营养不良可导致内分泌和代谢的继发性改变，包括闭经。泻泄（厌食症和暴食症都可能存在）会导致电解质失衡和其他身体异常，如肌无力、心动过缓、心律失常和癫痫发作。

因此，厌食症会影响生育。然而，一些想要孩子的女性会为了能妊娠而增重。

在非典型厌食症患者中，BMI 可以高于 $17.5kg/m^2$，其生育能力保持不变，并且所有症状（如上所述）保持不变。

神经性暴食症是指反复出现过度进食（暴饮暴食），然后再使用各种补偿性方法，致力于控制体重，以达到其设定的目标体重（这个体重对其来说是可以接受的，但通常低于健康体重）。人们采用各种方法来减少暴食的影响，包括泻便、锻炼、节食和非常严格的饮食或禁食。

如果一个人的体重正常或超标，有暴饮暴食的典型特征，随后又表现为内疚、限制饮食和使用其他减肥方法，则诊断为非典型神经性暴食症。

暴食症指的是一个人多次暴饮暴食，经常以这种方式来调节压力，但没有过度饮食或有上述其他症状。暴饮暴食会导致肥胖。

心理上的暴饮暴食可能会伴随创伤或压力性的生活事件导致肥胖。肥胖本身也可能是心理问题的来源。

我们对妊娠期 ED 的发病知之甚少，但值得重视的是，以往的 ED 可能会由于妊娠期体重变化而重新出现。当然，这种病症也可以在妊娠期间改善。

妊娠期 ED 和体重变化会对妊娠过程和分娩结果产生负面影响（Dorsam 等，2019）。不同 ED 亚型对妊娠的影响也不同。妊娠前低体重和妊娠期间体重增加不足可致厌食症女性出现并发症，包括低体温、低血压、高血压、流产、剖宫产、早产和宫内生长受限（Dorsam 等，2019；Eagles，Lee，Raja，Millar，& Bhattacharya，2012；Koubaa，Hallstrom，Lindholm，& Hirschberg，2005；Micali，Simonoff，& Treasure，2007）（框 1-10）。

对于患有暴食症的女性来说，妊娠剧吐、小头畸形和小于胎龄儿风险似乎增加。

框 1-10　实践知识点

- 在广泛性行为障碍中，如严重的人格障碍，进食障碍（ED）可能是功能紊乱的众多临床表现之一，以调节情绪状态的应对策略。
- 如果不及早治疗 ED，可能会发展为慢性病程，届时就很难治疗。ED 可能呈一种反复发作的模式，也有过早死亡的风险。
- 一些患有 ED 的女性会遭受围产期焦虑和抑郁的折磨，这两种情况都可能对妊娠结局产生负面影响。

妊娠期饮食和营养摄入是很重要的，营养和维生素缺乏可能与婴儿神经管缺陷有关。据观察，ED 母亲每天摄入超过 350mg（每周 2500mg）或每周 25 杯咖啡，是健康女性的 2 倍（Dorsam 等，2019）。她们大量摄入咖啡因可能是因为想抑制食欲。

虽然体重增加对患有神经性厌食症的女性是有益的，但对于患有神经性暴食症和暴饮暴食的女性来说，体重可能会过度增加。妊娠期饮食模式变化，暴食症的症状减轻，故妊娠对暴食症有积极影响，然而分娩后暴食症可能会复发。此外，分娩后焦虑和抑郁的风险增加，女性可能无法与婴儿建立亲密关系，这种情况下，肌肤接触和母乳喂养可能会有所帮助（框 1–11 至框 1–13）。

框 1-11　实践知识点

- 一些患有进食障碍的女性滥用酒精或兴奋剂等药物，这是众所周知的影响胎儿发育的危险因素。
- 合并妊娠状态时，可能会使妊娠受到负面影响，并且胎动可能会引起患者恐惧或厌恶。

框 1-12　实践知识点

许多患有进食障碍（ED）的女性愿意为了孩子而吃东西，由于动机的改变，她们愿意接受建议和治疗。重要的是，活动性 ED 可能对妊娠结果造成风险，妊娠期活动性 ED 可以个性化、敏感地反映出这种风险。

女性可能会因为自己的境况有羞耻感，也会因改变饮食习惯以适应妊娠状态而感到焦虑。一些女性可能害怕她们的行为会伤害到婴儿。

如果女性拒绝称重，重要的是与她进行谨慎细致的商谈，而不是进行对抗，请记住，她很可能感到恐惧。

框 1-13　实践知识点

对于任何体重指数低、在妊娠期间体重没有增加、有无法解释的电解质失衡或低血糖、过度担心体重和饮食的女性，都应该有意识地询问饮食相关情况。如果发现问题，就需要转诊到饮食失调服务机构进行治疗。NICE（2017）建议尽早进行评估和治疗。

英国国家健康与临床卓越研究所（The National Institute of Clinical Excellence，NICE）（2017）推荐以下行为。

- 在妊娠期和分娩后仔细监测女性的情况。
- 对胎儿生长发育所需的检查评估。
- 讨论妊娠期及分娩后健康饮食的重要性，使母婴营养与指南一致。
- 根据母婴营养指南为婴儿提供喂养建议，并支持母亲的喂养选择。

NICE（2017）建议为厌食症患者提供 ED 服务，这些厌食症患者通常拒绝或不想接受治疗，她们有严重或复杂的情况。ED 服务提供的支持，包括关于疾病的心理教育、监测体重、身心健康和任何风险因素，协调进行不同服务，并酌情让当事人的家庭成员或照顾者参与。

（七）人格障碍

人格障碍（personality disorder，PD）通常出现在青春期后期和成年早期，此时认为一个人的人格已完全成型（Bach & First，2018）。据估计，西方国家 PD 患病率约为 12%（Marshall，Jomeen，Huang，& Martin，2020）。然而，全球流行病学数据似乎并不一致；因此，很难预测该病在全球普通人群中的发病率（Marshall 等，2020）。

当问题持续 2 年或以上时，通常可以诊断 PD。这些问题包括自我价值低、不准确或不稳定的自我观、难以发展和维持亲密关系、难以理解他人观点和处理人际关系冲突（Bach & First，2018）。症状通常在与他人的社会交往中表现明显，而不是由患者报告。

根据严重程度，有些人格障碍患者只会影响他们生活的某些方面，因此只是一个轻度问题，而严重 PD 在任何方面都很难适应，在人际关系方面也不令人满意，不能胜任工作职位（Bach & First，2018）。

某些人格倾向可能在特定环境下具有适应性，例如，关注细节在会计中是受欢迎的，也可以被视为完美主义，但在日常生活中这样可能是不现实的（因此是不适应）。其他倾向则不具有适应性，例如，一位母亲希望她的孩子每天晚上在同一时间醒来，或者按照教科书的确切细节发育，如果这没有发生，她就会感到痛苦。因此，PD 的核心在于各人和在各种社会情境中具体表现的方式。

要做出诊断，需要将问题一般化。这意味着各人和在各种社情境中的具体问题，不将其局限于特定的关系或角色，并与个人某些生活方面（个人、学校、工作、社区）的重大痛苦和不畅相联系（框 1–14）。

<table>
<tr><td>框 1-14　实践知识点</td></tr>
</table>

　　患有回避型、依赖型和强迫型人格障碍（PD）的生育女性在分娩后患重度抑郁症的风险增加。

　　PD 患者在第一次接受精神健康服务时伴有焦虑和抑郁并不罕见，因为这两种状态通常是并发的，与之类似，PD 与药物滥用通常共存。PD 患者因他杀、自杀或意外事故而死亡的风险增加。

（WHO，2020.）

　　问题通常表现为以下一个或多个领域（特征）。

- 消极情感：消极，自卑，不信任。
- 超然：倾向于与他人保持社会和（或）个人距离，冷漠。
- 离群：无视他人的权利和感受，缺乏同理心。
- 去约束状态：不负责任，冲动，鲁莽。
- 强迫状态：完美主义，固执和不灵活，规避风险。
- 边缘模式：人际关系、自我形象、情绪反应和明显冲动等普遍处于不稳定状态。

　　在精神健康疾病中，最常见的 PD 诊断是情绪不稳定型人格障碍，又称边缘型人格障碍（borderline personality disorder，BPD）。

　　BPD 是一种严重的精神疾病，具有周期性或规律性的自发风险，并增加早产死亡率。重度 PD 与母婴互动障碍、儿童保障问题和失去监护权有关。BPD 患者有明显的恐惧感，并疯狂地努力避免在真实或想象的情境中被抛弃或拒绝。当被别人拒绝时，这个人可能会经历激烈的情绪波动、愤怒和绝望（例如，对一个没有接电话的朋友生气）。患者将自己置于非常不稳定和紧张的关系中，这种关系往往是短暂的。患者有一种长期的空虚感、自我憎恨、持续不稳定的自我想象或自我意识，并倾向于有危险行为，包括滥用药物和性行为。在高度紧张时，患者可能会因冲动而自残（有多种含义，包括意图冷静下来自我惩罚或产生自杀想法）。可能会有强烈的愤怒或难以控制愤怒的倾向。一些 BPD 患者在高情感性唤醒的情况下会经历短暂的游离症状或精神病样特征。

　　BPD 被认为是由遗传因素（双胞胎研究估计 BPD 和 BPD 特质的遗传率为30%~40%）和不良经历造成的，如儿童虐待，包括儿童性虐待和忽视。妊娠状态下暴露于孕妇压力（包括严重的创伤性压力，如近亲死亡或自杀、妊娠期失去亲人或被强奸），暴露于药物和吸烟，以及产妇的医疗状况，都会增加患BPD（Brannigan 等，2020；Schwarze 等，2013）和其他严重精神疾病的远期风险。尤其是，妊娠期严重的孕妇压力致 30 年后子代患 BPD 的风险增加近 10 倍（Brannigan 等，2020）。在一个有严重精神健康问题和药物滥用的家庭环境中成长，可能是 BPD 的另一个因素。

患有 BPD 和其他 PD 的女性以冲动和缺乏计划为标志，有意外妊娠的风险。不定期接受精神健康服务并不罕见，而去急诊就诊可能是一些人在紧急关头获得帮助的主要方式。过去 20 年里，在有效治疗严重 PD 患者方面取得了相当大的进展。然而，在疾病初始阶段只能积极采用心理治疗，并且需要花一段时间。

瑞典近期的一项大型研究发现，无论是自然死亡还是非自然死亡，患有 PD 的未产妇的死亡率都高于患有 PD 的经产妇（Kouppis, Bjorkenstam, Gerdin, Ekselius, & Bjorkenstam, 2020）。BPD 的主要特征之一是时时刻刻存在的空虚感。在这一群体中，感觉生命是有意义的，这缓解了患者的绝望情绪，并成为自杀的保护和预防因素，而生育更有价值。

研究发现，患有 BPD 的女性在妊娠期患妊娠糖尿病、胎膜早破、绒毛膜炎、静脉血栓和经历剖宫产、早产的风险增加（Pare-Miron, Czuzoj-Shulman, Oddy, Spence & Abenhaim, 2016）。她们在被接触时可能会感到痛苦，认为生产是有创伤的，并且频繁地要求提前分娩。与此同时，药物滥用也很常见（框 1–15 和框 1–16）。

（八）严重精神疾病

严重精神疾病（severe mental illness，SMI）包括精神分裂症、BAD 和其他情感性精神病、复杂和重度抑郁症，以及重度强迫症和其他焦虑症。严重精神疾病患者的心理问题可能严重影响患者从事功能性和职业性活动的能力；因此，活动性疾病会对母亲育儿造成负面影响。患有 SMI 的身体不健康率高于一般人群，其行为健康风险也更高，包括肥胖和吸烟（约为一般人群的 2 倍），并且可能存在长期的身体健康问题。

框 1-15　实践知识点

　　考虑到妊娠期和分娩后这一段时间患者积极情绪增加，与产科常规临床服务接触较多，妊娠期和分娩后是一个机会窗口。

框 1-16　实践知识点

- 固定医生就诊有益于患有人格障碍的女性。
- 面对不合理的要求时，要保持克制的心态，同时设置明确的底线。虽然一些人格障碍患者可以被描述为难以接触，但重要的是不要过度刺激。高度焦虑和不安全感通常隐藏在敌意和愤怒背后。
- 患有边缘型人格障碍（和其他人格障碍）的女性可能有严重的被虐待和忽视病史，而由此造成的创伤未得到解决；强烈建议进行创伤知情护理。
- 如果她们还没有接受精神健康服务，由于抑郁和分娩后焦虑的风险增加，故将其转诊，大多数人会从中受益。
- 对儿童和成人都需要进行监测，以保证安全。
- 如果一名女性接受少数几个组织的服务，就需要多机构合作，保持良好的沟通。

　　因分娩发生严重精神疾病（如产褥期精神病和严重抑郁症）的风险较小，但却增加严重精神疾病，尤其是 BAD 和严重抑郁症的复发风险。在 BAD 疾病孕妇中，停用药物的复发率高达 85%（Austin，Highet，& the Expert Working Group，2017）。慢性、长期、严重的精神疾病，如精神分裂症，会在妊娠期和分娩后恶化或复发。然而，在分娩后的几天和几周内，大多数急性严重围产期精神疾病呈急诊发作。

　　NICE（2017）建议，如果一位女性有严重精神疾病既往史或现病史，或者一级亲属有严重围产期精神疾病家族史，那么她在分娩后的前 2 周要警惕可能出现的产褥期精神病症状。如果分娩后突然出现精神疾病症状，应立即将她转诊到精神健康服务机构进行评估（转诊后 4h 内）（框 1-17）。

　　在妊娠 28—32 周，患有严重精神疾病的女性应该有一份书面护理计划，由精神健康服务专业人员（包括围产期心理健康服务专家）制订，并与患者本人、伴侣、家人和（或）照顾者合作商定。该计划应包括妊娠、分娩和产褥期间（包括疾病对婴儿的潜在影响）的相关内容，涉及以下方面。

框 1-17　实践知识点

检测（NICE，2017）

在妊娠期及分娩后首次接受服务时，需询问以下方面。

- 任何既往或现在患有的严重精神疾病。
- 既往或现在接受专科精神健康服务的具体治疗，包括住院治疗。
- 一级亲属（母亲、姐妹或女儿）的任何严重围产期精神疾病。

转诊

对于下列女性，应转诊到围产期专科精神健康服务机构进行评估和治疗。

- 患有或疑似患有严重精神疾病。
- 有严重精神疾病史（在妊娠期、分娩后或其他任何时间）。

应向转诊的围产精神健康服务机构医生告知孕妇的所有情况。

- 治疗目标。
- 如何进行常规监测。
- 增加与专业 PMI 服务的联系。
- 主要专业人士的姓名和联系方式。

护理计划应记录在女性的所有记录中（她自己的记录，以及产科、初级保健和精神健康记录），并且副本应提供给女性和所有相关专业人员。

BAD（"躁狂抑郁症"）是指一个人至少有过两次明显的情绪和活动紊乱，至少有一次躁狂或轻躁狂发作。发作可能包括情感性精神障碍。

兴奋情绪发作时间较短，而抑郁发作可能持续 6 个月或更长时间。人群中 BAD 的发生率约为 1/100，通常发生在青春期早期或青年期。

躁狂症的症状

- 兴奋情绪：与个人情况不相符的情绪，严重时几乎无法控制的激动状态。
- 活跃增加：说话速度很快，从一个主题跳到另一个（言语压力）。
- 睡眠和摄食减少，同时精力增加，饥饿感减少，并且性冲动增加。
- 膨胀的自尊和浮夸：有时伴有易激、易怒或对他人的怀疑（如"愤怒狂躁"）。
- 感知障碍：认为颜色更生动和令人愉悦。
- 轻度狂躁：轻度狂躁，可能更难以察觉，因为情绪和精力良好可能被视为积极的，因此没有报道。

- 冒险：饮酒增加，吸毒，花钱无度，或者计划、行为与境况不相符。

产褥期精神病（puerperal psychosis，PP）是一种精神急症，症状通常出现在分娩后的前 2 周（约占 95%）。它可以是首次精神病发作，也可以是既往精神疾病（通常是 BAD）复发（框 1-18 和框 1-19）。

框 1-18　实践知识点
如果女性既往妊娠时患有产褥期精神病或抑郁症，在之后妊娠时再次发作的风险非常高（Florio 等，2018）。

框 1-19　实践知识点
要注意，死产和新生儿死亡率增加与精神疾病有关。

分娩后迅速出现症状，包括情绪波动、提示有精神错乱的意识混乱和明显认知障碍、怪异行为、失眠、幻视和幻听，以及不寻常的（如触觉和嗅觉）幻觉。

患有 BAD 的女性在分娩后尤其容易出现精神病性和非精神病性发作（Florio 等，2018）。在妊娠后期、分娩后和频繁喂养新生儿期间，由于睡眠剥夺和昼夜节律紊乱，会导致情绪不稳定（Bergink，Rasgon，& Wisner，2016）。持续照顾新生儿是一个主要的压力源，尤其是患者在缺乏社会心理和身体照护时。

生育期间精神病和情绪发作，社会心理后果包括药物使用、吸烟和高风险行为，这些增加了性传播疾病、暴力、受害、营养不良、不遵守医疗照护和脱离社会照护系统的风险。

患有 BAD 的女性多是吸烟者（Vermeulen 等，2019）、超重者（Reilly-Harrington，Feig，& Huffman，2018）、酗酒或滥用药物者（Etain 等，2017）。由于混杂因素的增加，不容易直接研究该疾病对婴儿的影响。然而，BAD 与剖宫产、器械助产、需要催产和早产的风险增加有关（Rusner，Berg，& Begley，2016）。

精神分裂症的特征是思维（妄想）、语言表达、感知（幻觉）、情绪（迟钝或不一致的影响）和自我意识的扭曲（例如，一个人的感觉、冲动、想法或行为被外力控制下的体验），出现认知能力受损。幻觉（听到声音）和（或）妄想等精神疾病状态可以是偶然发生的，也可以是慢性过程。

据估计，约每100人中就有1人会在其人生阶段的某个时刻出现精神分裂症发作（RCPsych，2017）。小型研究表明，患有精神分裂症的母亲成为单亲母亲的风险极高，需要接受社会照顾，并且可能丧失监护权（Ranning，Laursen，Thorup，Hjorthj，& Nordentoft，2016）。鲜有报道患有精神分裂症的孕妇对胎儿有错觉并否认自己妊娠，但在极端情况下，也会有自杀和杀婴的罕见报道。

妊娠期精神疾病有复发的风险，分娩后这种风险增加；然而，与BAD相比，这种风险在产后不同阶段比较一致。除了精神病之外，精神分裂症女性的育儿问题也令人担忧，因为认知障碍和（或）阴性症状时，这种风险被无意忽视。这包括情感迟钝（类似于抑郁症中的平淡情感）、寡言、冷漠、快感缺乏、社会驱动力减少、缺乏动力和社交兴趣。

患有精神分裂症的女性更有可能出现不良的产科和新生儿结局，这也是由生活方式因素（如吸烟、营养不良、酗酒和滥用药物）、临床疾病（特别是糖尿病、肥胖和高血压）、社会逆境（贫穷、家庭暴力）和缺乏产前护理所致（Nguyen等，2013；Vigod等，2020）。

上述风险意味着患有精神分裂症的女性需要多家服务机构及其家庭的支持。有家庭成员参与的良好照护计划有助于更好地养育子女。

结论

精神疾病的范围很广，不可能在一章中涵盖所有。然而，通过本章概述，希望读者感觉到有必要更深入地研究PMI，以增加他们对这一重要主题的认知和理解。助产人员为女性提供的照护范围需要进一步扩大，包括对PMI的照护能力和信心。心理健康问题被搁置已久，现在是时候将缩小服务差距放在首位，需要认识到，如果我们努力实现这一目标，就可以帮助改善所有女性的妊娠和分娩结局。

复习要点

- 你接诊一位妊娠28周的女性预约行产前检查，发现她的手臂上有自残痕迹。她以前从未向你透露过任何精神健康问题，你将如何处理这种情况？

你主要关注的问题是什么？

- 你接诊一位有双相情感障碍病史的女性。目前她妊娠 36 周，妊娠期状态良好。她告知目前已停止服药，因为她感觉很好，担心药物可能会影响她的宝宝。你将如何处理这种情况？你最关心的是什么？

- 你接诊一位分娩后 5 天的女性，你注意到她说了很多话，看起来精力充沛。你担心的是什么？你将如何处理这种情况？

第 2 章　围产期精神健康的药物干预
Pharmacological interventions in perinatal mental health

Agnieszka Klimowicz　Michelle Anderson　著

刘　俊　黄振宇　译

一、精神类药物的风险和益处

大多数产科医生会在职业生涯中不可避免地照护服用药物治疗精神疾病的女性。因此，产科医生必须对现有的各种精神药物有基本的了解，以确保女性在妊娠期得到最佳的护理。本章旨在概述妊娠期间精神疾病的药物治疗及其对母亲和婴儿的风险和益处。

（一）综述

精神疾病的治疗通常包括一系列精神、社会、心理和药物干预。对于一些人来说，这些干预措施可能是有时间限制的，如 6 周的认知行为疗法（cognitive behavioural therapy，CBT）和（或）短期的抗抑郁药（antidepressant，AD）。然而，另外一些人则可能需要长期药物治疗，以防止精神疾病复发。

如果一名女性在服药期间精神状态稳定，并且有妊娠打算，建议她接受医生的孕前咨询和建议。这名医生往往是全科医生（general practitioner，GP）。但对于有明显精神类病史和（或）正在接受多种不同类型药物治疗的女性，应由社区围产期心理健康小组提供孕前咨询。

不管是对于有计划妊娠的女性还是意外妊娠的女性而言，避免突然停止服药是很重要的。这是因为可能会发生复发和戒断效应。由于一些药物可能会对胎儿产生致畸作用，因此，如果这些女性发现自己妊娠，需立即向她的围产期心理健康团队或 GP 寻求建议。女性服用的药物在妊娠 13 天后开始进入胎儿循环（此时许多女性甚至不知道自己已经妊娠）（Göpfer，Webster，& Seeman，2010），并有可能导致胎儿畸形。因此，可能需要在妊娠期间更换药物（框 2-1）。

<table>
<tr><td>框 2-1　实践知识点</td></tr>
</table>

如果女性服用有致畸风险的药物，可能需要进行额外的胎儿筛查。

有计划的妊娠可能会使孕妇和胎儿更健康。意外妊娠意味着错失了所有改善女性妊娠前健康状态的机会。目前，在英国 45% 的妊娠和 1/3 的分娩是计划外的，或者是与矛盾心理有关的（PHE，2018），这可能是妊娠期和（或）围产期精神疾病（perinatal mental illness，PMI）的促成因素之一。英国全国调查（National Survey，2013）发现，大多数意外妊娠发生在 20—34 岁的女性中（Welling 等，2013）。在患有精神疾病的女性中，意外妊娠的比例可能更高。

英国公共卫生局（Public Health England，2018）指出了一些与改善妊娠期健康有关的健康行为，这些行为应该从备孕期开始。

- 了解所有疫苗接种的最新情况。
- 确保性健康检查和宫颈癌筛查是最近的。
- 服用维生素 D 和叶酸补充剂。
- 吃健康、均衡的饮食和定期进行中等强度的体力活动。
- 减少饮酒。
- 戒烟。
- 在生育间隔期采取避孕措施。
- 解决和管理身心健康问题，同时处理社会需求，使女性意识到潜在的风险，并对妊娠做出明智的决定（PHE，2018）。

在妊娠期和产褥期，与非妊娠人群相比，许多心理健康问题具有相似的性质、病程和复发的可能性，但也存在显著差异，特别是表现在一系列更严重的疾病上。例如，双相情感障碍的复发率会增加，首先出现的症状往往在分娩后发生。精神健康状态和功能的一些变化（如由于妊娠期激素引起的情绪变化或对食物的渴望）通常代表正常的妊娠生理；然而，它们也可能是精神健康问题的症状（NICE，2014）。

生活方式因素对心理健康和妊娠结局有重要影响，应在每次分娩前和分娩后随访中进行讨论（见第 7 章）。已有充分证据证明，不良饮食、吸烟和饮酒会产生负面影响，此外值得注意的是，孕妇中等的咖啡因摄入量与低体重儿的发生有关（Taylor，Barnes，& Young，2018）。有研究表明妊娠前肥胖会增加神经管缺陷的风险（TAylor 等，2018）。应该考虑所有相关因素，以便全面了解女性的生活习惯，以及服用精神类药物对妊娠和胎儿可能产生的影响。

妊娠期药物干预有更高的门槛，因为目前精神药物的风险 – 收益比正在变化。女性应该与她的 GP 或心理健康专家详细讨论药物选择，以使她能够在知情的情况下决定减少和（或）停止任何当前的药物治疗（NICE，2014）。

- NICE（2014）建议，在与女性的讨论中包括以下内容。
  - 妊娠期和产褥期心理健康问题治疗的益处、风险和危害的不确定性。
  - 考虑到心理健康问题的严重程度，每种治疗可能带来的益处。
  - 该女性对以前治疗的反应。
  - 由于心理健康问题存在，可能会对女性、胎儿或婴儿产生的风险，以及不进行治疗对心理健康和育儿的风险。
  - 在妊娠期和分娩后阶段突然出现心理健康症状的可能性，特别是在分娩后的前几周（如双相情感障碍）。
  - 每个治疗方案对女性、胎儿或婴儿的风险或伤害。
  - 由于未经治疗的精神健康问题对胎儿或婴儿的潜在影响，需要立即治疗。
  - 停止或改变治疗对女性、胎儿或婴儿的风险或伤害。
- 当女性在妊娠期间首次获得治疗其心理健康的药物时，NICE（2014）建议如下。
  - 为女性、胎儿和婴儿选择风险最低的药物，同时应参考女性以前对药物的反应。
  - 使用最低有效剂量（当对女性、胎儿和婴儿产生不良影响的风险可能与剂量有关时，这一点尤其重要）。
  - 注意，低于治疗剂量也可能使胎儿面临风险，并且无法有效治疗精神健康疾病。
  - 考虑到妊娠期间可能需要调整剂量，所以如果可能，尽量使用一种药物，而不是两种或两种以上药物。

（二）母乳喂养期间的用药

PMI 的治疗在分娩后尤其重要，因为精神健康症状复发和再现的风险很高。一些新手母亲可能会担心她们正在服用的药物是否会通过母乳传递给新生儿。应该向她们说明，大多数药物在母乳中含量很少，不太可能对婴儿造成影响。因此，除极少数例外，通常鼓励母乳喂养。重要的是，应建议女性在哺乳期间继续服用药物。

一种广泛使用的用于估计母乳中精神药物对婴儿暴露风险的指标称为相对婴儿剂量（relative infant dose，RID）。RID 能够估计婴儿通过母乳得到的药物暴露。在计算 RID 时，母乳中的药物浓度被用来估计婴儿摄入的药物量（Elgnainy，2018）。这可以与儿科团队讨论（框 2-2）。

框 2-2　实践知识点

- 如果一名女性决定停止服药，并且她有严重的精神疾病病史，需要加强监测和支持。
- 值得注意的是，围产期自杀与缺乏积极治疗，特别是精神药物治疗有关（Taylor 等，2018）。
  当婴儿实际摄入的奶量未知时，计算中应使用 150ml/（kg·d）（基于纯母乳喂养的婴儿）（Elgnainy，2018）。
  注意：加药单位（微克、单位、克等）可以根据需要进行更改。
  如果相对婴儿剂量低于 10%，则通常被认为在母乳喂养中是安全的（Elgnainy，2018）。

估计婴儿每天通过母乳摄入的药物剂量［mg/（kg·d）］= 母乳中的药物浓度（mg/ml）× 母乳摄入量［ml/（kg·d）］。

有关 RID 的更多信息可以在 Lactmed@NIH 应用程序或 https://toxnet.nlm.nih.gov/newtoxnet/lactmed.htm 找到（Lactmed，2006）。值得注意的是，RID 只是一个估计值，不同研究中的同一种药物也可能会有所不同。如果有任何担忧，应该监测婴儿的不良反应，并让儿科团队参与进来。

如果这种药物有镇静的风险，应该告知女性，它可能会干扰育儿和夜间喂养。建议女性在服用镇静药物时不要在床上母乳喂养，以防止在喂奶时睡着（Taylor 等，2018）。

用于治疗妊娠期和哺乳期精神健康疾病的药物是未经批准的。这主要是因为强有力的研究在妊娠人群中存在伦理限制，如调查安全性、耐受性和有效性的随机对照试验。然而，有一些系统评价和前瞻性队列研究提供了关于孕妇在妊娠期间服用精神药物的结果的数据（Nyguyen 等，2013；Rusner，Berg，& Begley，2016；Wisner 等，2019）。但是，最好谨慎解读这一数据，因为生活方式和其他混杂因素没有得到控制，这可能导致对不良事件的选择报告偏倚。

实践知识点

- 如果你遇到一名女性透露她正在服用精神药物，如在预约检查时，她没有与医生讨论过这一问题，也没有接受过妊娠前的建议，不要惊慌。
- 有精神类疾病史的女性应酌情咨询专家团队或 GP。重要的是要知道当地的围产期心理健康途径，包括当地社区围产期心理健康团队的转诊标准，以及咨询热线号码（如果有）。
- 对于新出现的症状，产科医生必须对这些症状进行筛查和探索，并酌情进行参考。
- 如果这位女性感到担忧，就应该给她安慰和支持。
- 尽可能避免使用负面语言和绝对术语（如"有害""安全""从不"或"总是"）。
- 不要忘记，对于有常见心理健康问题的女性，推荐 GP 是合适的。当地初级保健机构提供改善获得心理治疗（improving access to psychological therapies，IAPT）的相关服务，为围产期心理健康问题提供 CBT 和咨询。
- 对于更严重的精神健康问题，需要二级精神卫生服务和围产期专科精神卫生服务，包括那些目前状况良好但有明显精神病史的女性［如对自我和（或）他人产生危险或严重影响日常功能的严重抑郁症、双相情感障碍、精神分裂症、分裂情感障碍、严重和（或）慢性强迫症，包括严重恐慌症在内的严重焦虑症］。

二、治疗精神健康疾病的药物概述

（一）抗抑郁药

抗抑郁药通常被定义为"一组用于治疗抑郁症的药物"。这是一个相当不寻常的定义，因为抗抑郁药物也用于许多其他精神健康状况，包括焦虑症、创伤后应激障碍和OCD。它们也与其他药物一起用于治疗严重的精神疾病，如双相情感障碍或精神分裂症。它们也可用于身体健康问题，例如，阿米替林有时用于治疗慢性疼痛。

抑郁症在任何时候都是最常见的精神健康疾病，包括妊娠期和产褥期，而抗抑郁药是最常使用的精神药物。出于这个原因，人们对抗抑郁药物及其在孕妇和新生儿中的作用，特别是选择性5-羟色胺再摄取抑制药（selective serotonin reuptake inhibitors，SSRI）的了解更多。在美国，在妊娠期间使用抗抑郁药是很常见的（Taylor等，2018），而且这一比例正在上升。在英国，一项回顾性队列研究发现，1992—2006年，妊娠期间开出的抗抑郁药处方增加了近4倍。然而，妊娠期间大多数女性在妊娠6周后没有接受进一步的抗抑郁药处方（Petersen等，2011）。这个结果可能是由于对妊娠期药物的潜在不良影响的担忧，即使这些担忧需要与妊娠期和产后抑郁症治疗不当的潜在的危害相权衡（Petersen等，2011）。对于确实停用抗抑郁药的女性来说，抑郁症的复发率很高。一项研究报道称，在妊娠前规律服用抗抑郁药的女性中，68%的患者复发，而在妊娠期间继续服用抗抑郁药的女性中，复发率为26%（Cohen等，2006）。

尽管抗抑郁药的作用机制尚不完全清楚，但已知的是，它们会增加大脑中与情感和心境有关的某些神经递质的水平，特别是5-羟色胺和去甲肾上腺素。抗抑郁药物对精神状态的好处通常要在开始治疗几周后才能显现出来，这种延迟作用可能会导致最初心境的恶化。此外，所有抗抑郁药都可能在治疗开始时增加焦虑和烦躁，特别是年轻人（25岁以下），因此建议密切监测（每周1次）。抗抑郁药物的这一特点很重要，因为焦虑是围产期抑郁症的常见症状。因此，在某些情况下，抗抑郁药物会暂时与另一种药物联合使用（如苯二氮䓬类药物可在产后使用），以帮助缓解焦虑和失眠。

一些研究报道称，抗抑郁药可能与自然流产、早产、低出生体重、呼吸窘迫和低Apgar评分的风险增加有关（Adhikari，Patten，Lee，& Metcalfe，2019；Canarutti，Merlino，Monzani，Giaquinto，& Cotao，2016；Eke，Saccon，& Berghella，2016）。然而，大多数研究没有对产妇抑郁和生活方式因素进行控制。产妇患抑郁症本身与早产和小于胎龄儿有关（Liu，Cnattingius，Bergstrom，Ostberg，& HJern，2016）。抗抑郁药似乎不会增加死产或新生儿死亡的风险。虽然大多数抗抑郁药似乎不是主要的致畸药物，但关于胎儿心脏畸形的风险，研究有结论不一的数据。也有研究将抗抑郁药的使用与积极的结果联系起来，例如，与没有服用抗抑郁药的患精神疾病的女性相比，服用抗抑郁药的女性的剖宫产率更低（Taylor 等，2018）。

1. 抗抑郁药戒断综合征（停药综合征）

抗抑郁药戒断综合征见于成人，在突然停止或显著减少抗抑郁药剂量时会发生，特别是长期服药的情况下。症状通常较轻，在任何类型的抗抑郁药（和其他精神药物）治疗后可能会出现。症状通常在停药后 2～4 天内显现，并持续 1～2 周（偶尔可持续 1 年）。如果开始服用相同或类似的药物，症状将在 1～3 天内缓解（Gabriel & Sharma，2017）。

抗抑郁药戒断综合征可能会导致医疗或精神上的误诊，因为该综合征会产生流感样症状（嗜睡、疲劳、头痛、酸痛、出汗）。其他症状包括失眠（有逼真的梦或噩梦）、恶心、头晕、眩晕、感觉障碍（灼热、刺痛、电击或电击样感觉）和过度警觉（焦虑、易怒、烦躁、攻击性、躁狂、急躁）。妊娠早期可能是一个焦虑的时期，这可能会导致女性在没有咨询医生的情况下停止服用抗抑郁药。因此重要的是，女性应得到关于继续服药和不服药的潜在后果的信息和建议。需要提醒女性，戒断综合征并不是上瘾的征兆。因为戒断综合征看起来也会像是精神疾病的复发，所以经历过的人可能会错误地解释它。处理严重戒断症状的最好方法是增加剂量，或者以不会产生症状的剂量重新开始服用抗抑郁药，如果要停用抗抑郁药，应缓慢减少剂量 6～8 周（但有时需要更长的时间）。

2. 新生儿适应不良综合征

据统计，25%～30% 的新生儿在妊娠晚期接触抗抑郁药物后会出现新生儿适应不良综合征（poor neonatal adaptation syndrome，PNAS）（Forsberg，Navér，Gustafsson，& Wide，2014；Pan-London Perinatal Mental Health，2016）。其病因尚不清楚，但似乎类似于成人戒断综合征。通常不需要治疗干预。症状包括进食不良、吮吸不良、易怒、呕吐、腹泻、烦躁、震颤、紧张、反射亢进、紧张、体温过低、体温不稳定、低血糖和呼吸频率加快。症状通常在出生后 8～48h 内出现，并在 2～3 天内消失。PNAS 通常是一种轻微和短暂的情况，然而，极少数的新生儿可能会患有严重的 PNAS（Forsberg 等，2014）。如果新生儿在家且出现相关症状，应将新生儿送入医院检查。必须监测新生儿的中枢神经系统、运动、呼吸系统和胃肠道症状（Pan-London Perinatal Mental Health，2016）（表 2-1）。

表 2-1 抗抑郁药的种类			
常用抗抑郁药的类型	妊娠期的药理作用和风险信息	对胎儿的风险	是否适合母乳喂养
选择性 5- 羟色胺再摄取抑制药（SSRI） 包括西酞普兰、艾司西酞普兰、氟西汀、舍曲林、帕罗西汀、氟伏沙明	• 每种药物的不良反应都略有不同。它们可能会引起焦虑、消化不良、头痛、头晕、口干、性功能障碍、体重增加等 • 舍曲林被认为是妊娠期间抗抑郁药物的首选，特别是对于以前没有服用过抗抑郁药的女性（Taylor 等，2018） • 所有的 SSRI 都会增加出血的风险 • SSRI 可以在妊娠期间服用，任何风险都应该与患者讨论	在妊娠晚期暴露的新生儿可能出现并发症，需要长期住院、呼吸支持和导管喂养（PNAS）（Creeley & Denton，2019）	是，但暴露程度在不同的 SSRI 中会有所不同；但目前认为母乳中药物水平较低
5- 羟色胺 – 去甲肾上腺素再摄取抑制药（SNRI） 文拉法辛、度洛西汀	• 通常作为二线用药，在治疗合并焦虑症的抑郁症尤为重要 • 成人突然停用文拉法辛与更严重的戒断综合征有关	文拉法辛：理论上增加了新生儿持续性肺动脉高压的风险（PPHN）	是，认为母乳中药物水平较低
米氮平 四环类抗抑郁药	• 二线抗抑郁药 • 与 SSRI 相比，妊娠期间可用的数据更少 • 它在低剂量（7.5mg 或 15mg）时有镇静作用，有时用于治疗焦虑或失眠。每天 30mg 的剂量对抑郁症有效	PNAS	是，认为母乳中药物水平较低

（续表）

常用抗抑郁药的类型	妊娠期的药理作用和风险信息	对胎儿的风险	是否适合母乳喂养
三环类抗抑郁药（TCA） 阿米替林、丙咪嗪、去甲替林、氯丙咪嗪、多塞平、度硫平、洛非帕明	• 与其他抗抑郁药相比，它会产生更多的不良反应，如果过量服用，可能会对心脏产生毒性，甚至会致命 • 目前使用率较低	PNAS	是，认为母乳中药物水平较低
其他（新药，很少在妊娠期间使用）：曲唑酮、阿戈美拉汀、瑞波西汀	数据非常有限，因为缺乏孕妇中足够良好控制的研究（Creeley & Denton，2019）	PNAS	数据非常有限（低级别证据）

3. ω-3 脂肪酸

在一系列精神疾病中，ω-3 脂肪酸越来越多地被用来支持情绪稳定。它们天然存在于食物中（鱼或磷虾油、亚麻籽油），可以作为补充剂使用，但剂量要高得多。鼓励在妊娠期和哺乳期摄入足够 ω-3 脂肪酸。用来治疗精神健康疾病需要更高的剂量（每天至少 1g），最近一项随机对照试验（randomised controlled trials，RCT）的 Meta 分析发现，ω-3 脂肪酸对轻度到中度围产期抑郁症的症状有相对积极的效果（Zhang 等，2020）。母乳喂养对婴儿发育的积极影响有相互矛盾的结果，一些研究报道了负面影响（Lactmed，2020）。由于 ω-3 脂肪酸被归类为补充剂，因此也存在对污染（重金属、细菌和真菌）的担忧（Zhang 等，2020）（表 2-2）。

（二）心境稳定药

心境稳定药是一组很难定义的药物，其中，锂似乎是最为人所知的。它们被用来治疗心境紊乱状态。例如，治疗抑郁症时，重要的是减少或消除转换为躁狂的风险，或者治疗躁狂以"稳定"心境（表 2-3）。

表 2-2 大脑刺激非药物疗法治疗抑郁症	
治疗方法	对妊娠的风险
电休克治疗（electroconvulsive therapy，ECT） • 很少使用到 • 目前为止，ECT 是治疗潜在威胁生命的精神状态的最有效的精神疗法，NICE 支持这种治疗方法（紧张症、长期和严重的躁狂症）	包括与全身麻醉相关的风险（Taylor 等，2018），ECT 可导致短期或长期记忆问题，因此限制了它的使用
重复经颅磁刺激（repetitive transcranial magnetic stimulation，rTMS） • 直到最近，rTMS 还主要用于学术和研究目的。这是一种循证治疗，目前由 NICE 支持用于治疗难治性抑郁症（但不是在妊娠期间） • 在英国国家医疗服务体系中的可获得性有限。它的疗效与 ECT 相当，而且由于 rTMS 的效果是在大脑中，这种治疗似乎没有使用化学抗抑郁药时经常发生的外周不良反应（Stahl，2013）	由于 rTMS 的安全性似乎比抗抑郁药好（但有很小的癫痫发作的风险），理论上它可能很适合妊娠期和哺乳期。然而相关文献很少，在妊娠期的应用仅有一项个案报道和一项小型 RCT 研究（Kim 等，2019；Tan 等，2008）

服用抗癫痫药物（这是一组也被作为心境稳定药的药物，如拉莫三嗪）的女性在妊娠早期应该每日服用叶酸 5mg。

（三）抗精神病药物

抗精神病药物是一组用于治疗精神分裂症等精神疾病的药物。新型抗精神病药物也被称为非典型抗精神病药物，具有稳定情绪的特性，因此在治疗双相情感障碍方面也是有效的。低剂量的非典型抗精神病药物可以添加到治疗难治性抑郁症的抗抑郁药中，有时也用于减轻过度警觉，如用于心境不稳定的人格障碍或难治性焦虑症的治疗（表 2-4）。

（四）苯二氮䓬类药物和 Z 药物

苯二氮䓬类药物通常用于焦虑的临时治疗，一些药物可用于失眠。Z 药物可用于短期治疗失眠（表 2-5）。

焦虑是妊娠期和分娩后的常见问题。如果仅存在焦虑，应该在药物治疗之前考虑心理治疗和生活方式的改变。然而，如果症状影响日常生活并持续存在，可

表 2-3　心境稳定药

心境稳定药种类	药理作用和妊娠期风险信息	不良反应信息	对胎儿的风险	是否适于母乳喂养
锂	• 在治疗躁狂发作和维持复发方面特别有效,特别是在预防躁狂方面。它在预防抑郁发作方面的效果稍差 • 锂可以与抗抑郁药联合使用,以改善单相抑郁症的临床症状 • NICE(2014)建议考虑在妊娠期停止使用锂。如果在妊娠期继续使用锂,NICE 对其在妊娠期的管理有更多建议 • 它的水平在妊娠期间变化很大,需要监测	• 需要定期监测,因为它在血液中的水平与其有效性有关。高水平还可能导致毒性,这可能由妊娠导致,感染性腹泻或过度出汗引起的脱水所致 • 不良反应包括震颤、胃肠道症状、体重增加和脱发,以及甲状腺功能减退或影响肾功能等长期不良反应 • 目前锂的应用似乎已较前减少(Poels Bijma, Galbally, & Bergink, 2018)	• 心脏畸形的风险,包括一种罕见的情况:Ebstein 畸形 • 最近的研究表明,虽然锂似乎增加了严重畸形的风险,但它似乎并没有显著增加严重心脏畸形的风险(Munk-Olsen 等, 2018) • 可发生新生儿甲状腺肿、低眼压、嗜睡和心律失常(Taylor 等, 2018) • 对胎儿风险最大的时期是在妊娠 2~6 周	• 建议妊娠期服用锂或在分娩后重新服用锂的女性不要母乳喂养,因为通过母乳使新生儿摄入锂的风险相对较高,而且存在毒性风险

（续表）

心境稳定药神类	不良反应信息	药理作用和妊娠期风险信息	对胎儿的风险	是否适于母乳喂养
拉莫三嗪	拉莫三嗪通常耐受性良好。主要的担忧是皮疹和风险极低但威胁生命的Stevens-Johnson综合征。 因此，拉莫三嗪是逐步引人的，并在几周内缓慢增加剂量。 拉莫三嗪在妊娠期间的代谢会发生变化。因此，应监测孕妇的药物血清水平，并根据需要进行剂量滴定	抗癫痫药物被认为具有相对较好的生殖安全性。用于治疗双相情感障碍	似乎不会增加胎儿重大畸形的风险	婴儿会通过母乳暴露于拉莫三嗪，婴儿的药物血清水平可能相对较高。然而，这并不是母乳喂养的禁忌，也可以考虑混合喂养 应监测婴儿是否有呼吸暂停、皮疹、嗜睡或吮吸不良等不良反应 建议检查婴儿血清水平。如果婴儿出现皮疹，应停止母乳喂养

丙戊酸目前是被禁用的，不得给育龄女性开具处方，不得给计划妊娠或妊娠的女性（除非符合避孕方案的条件）。如果在妊娠期间同服用丙戊酸，4/10的婴儿有发生发育障碍的风险，约1/10的婴儿有出生缺陷的风险（Medicines & Healthcare Products Regulatory Agency, 2018）

卡马西平不应应用于计划妊娠或妊娠的女性，因为严重畸形（神经管缺陷，包括脊柱裂，腭裂和其他问题）的风险增加。绝对风险预估在3%~10%。这种风险似乎与剂量有关，如果母亲每天服用1000mg及以上的剂量，则风险更高（UKTIS, 2020）。如果女性被建议停服卡马西平，应该在几周内逐步停用以暂时使用抗焦虑药物。

请注意，NICE 推荐异丙嗪用于治疗妊娠期间严重的焦虑和失眠，而不是苯二氮䓬类或 Z 药物。

注意缺陷多动障碍 / 儿童多动症（ADHD）是一种常见的疾病，可能需要在成年后进行治疗（Poulton，Armstrong，Nanan，2018）。随着人们对 ADHD 的认识逐渐提高，越来越多的女性开始服用兴奋剂（通常是在 ADHD 专家指导下）。澳大利亚一项基于人群的队列研究得出结论，与不接受治疗相比，任何时候接受 ADHD 兴奋剂治疗与一些不良妊娠结局的风险略有增加有关（Poulton 等，2018）。妊娠前和妊娠期的治疗与额外的不良后果有关，即使在几年的无治疗期之后也是如此。然而，研究显示的这些联系都不能确切地归因于兴奋剂治疗，这一领域还需要进一步的研究（Poulton 等，2018）（表 2-6）。

结论

本章介绍了 PMI 治疗中使用药物的基本概况。本章只是一个入门指导，以鼓励进一步阅读，并使产科医生在临床实践中能够识别精神药物。需要关注的是，需要药物治疗的女性可能会担心药物对妊娠的影响。因此，重要的是产科医生能够识别这种药物，并在必要时向孕妇及其家人提供安慰和支持。确保为围产期心理健康建立健全的临床治疗途径，通过在这一不断增长的领域进行协作培训，我们可以协同工作，为孕产妇和婴儿提供尽可能最佳的围产期心理健康治疗。

表 2-4 抗精神病药物

抗精神病药物种类	不良反应信息	药理作用和妊娠期风险信息	对胎儿的风险	是否适于母乳喂养
传统（旧）抗精神病药物（AP） 氟哌啶醇、氯丙嗪、氟哌醇、三氟拉嗪、珠氯噻醇	容易产生锥体外系不良反应（extrapyramidal side effects, EPSE），如震颤、肌张力障碍，说话含糊不清、静坐不能和帕金森症状（如思维迟缓）	通常用于治疗精神分裂症	• 似乎不会增加重大畸形的风险 • 新生儿偶尔会出现 EPSE • 新生儿疼痛、躁动和镇静（neonatal pain, agitation and sedation, NPAS）	是，母乳中的含量一般都很低
非典型抗精神病药物（新） 喹硫平、奥氮平、氯氮平、阿米硫磷、齐拉西酮、鲁拉西酮、阿立哌唑、利培酮	与镇静和代谢综合征（体重增加，血压升高，血脂异常，血糖升高和糖尿病）有关	• 用于治疗精神分裂症和双相情感障碍。如果妊娠期需要抗精神病药物或心境稳定的药物，这组药物则会被广泛使用 • 妊娠期间服用抗精神病药物的女性应该进行葡萄糖耐量试验，并监测糖尿病的发生	• 喹硫平、阿立哌唑或利培酮似乎与增加重大胎儿畸形的风险无关 • 奥氮平与不良妊娠结局有关，包括因心血管缺陷而流产而导致的新生儿死亡（3 例治疗性，1 例自发性）（Creeley & Denton, 2019） • 新生儿适应不良综合征 • 氯磺必利使用得更少，数据也更少 • 关于齐拉西酮、鲁拉西酮的信息很少，甚至没有	• 是 • 喹硫平、奥氮平和阿立哌唑在母乳中的含量介于非常少到很少之间 • 利培酮在母乳中呈现低水平，但高于上述抗精神病药物。可能适于母乳喂养 • 关于齐拉西酮、鲁拉西酮和卡利拉嗪的信息很少，甚至没有 • 氯氮平数据较少，有血液系统风险，最好能够避免母乳喂养

表 2-5　抗焦虑药物

抗焦虑药物种类	不良反应信息	药理作用和妊娠期风险信息	对胎儿的风险	是否适于母乳喂养
• 苯二氮䓬类药物 －长效：地西泮，硝西泮，氟西泮，阿普唑仑，氯硝西泮 －短效：劳拉西泮，阿普唑仑，奥沙西泮 • Z 药物 －佐匹克隆，唑吡坦，扎来普隆	• 有成瘾性，不宜长期使用 • 如果定期服用这些药物的女性妊娠，突然停药可能会产生问题 • 不应在妊娠期间定期使用	如果苯二氮䓬类药物用于妊娠期或哺乳期，则更可取的是短效苯二氮䓬类药物（NICE，2014）	• 关于致畸作用的数据有相互矛盾的结果 • 在妊娠晚期经常使用该药与新生儿戒断综合征和婴儿松弛综合征的风险有关 • 可能会增加低出生体重和早产的风险（Creeley & Denton，2019）	• 短效苯二氮䓬类药物推荐用于母乳喂养 • 婴儿血清中有累积长效苯二氮䓬类药物（如地西泮）的风险 • Z 药物母乳中含量很低，佐匹克隆的数据较少，相对婴儿剂量较低

表 2-6　其他药物

药物种类	不良反应信息	药理作用和妊娠期风险信息	对胎儿的风险	是否适于母乳喂养
普瑞巴林	• 不能突然停药 • 头痛，嗜睡，头晕，情绪变化，体重增加等	• 抗惊厥药，也被用于治疗神经性疼痛和广义性焦虑症 • 在英国是受管制的药物 • 关于对妊娠的影响的信息有限	在动物研究中已有胎儿毒性的报道，存在新生儿适应不良综合征的风险，建议在有足够新生儿抢救设施的单元中分娩（UKTIS，2020）	母乳中的含量可能很少，但数据有限
哌甲酯	可能会被滥用	温和的中枢神经系统兴奋剂，用于治疗注意缺陷多动障碍	有限的数据表明，它不是致畸药物	根据有限的数据，母乳中存在非常低的含量

第 3 章 妊娠期间的心理问题
Psychological concerns in pregnancy

Judith Ellenbogen　Jane Anderson　Michelle Anderson　著

吴祎凡　译

妊娠、分娩时和分娩后对母亲和婴儿在身体和心理上都是非常重要的时期。在这一时期中的互动方式会对他们的关系产生持久影响。来自母亲或重要看护人的身心照顾对于婴儿在其一生中如何学会与他人相处非常重要。在从童年到成年的过程中，关系的内化，无论是积极方面（爱、养育）还是消极方面（忽视、虐待），都可能对其未来的关系产生影响。Bowlby、Winnicott 和 Melanie Klein 及其他精神分析客体关系学派的研究成果表明了这种早期依恋和关系行为对母亲/看护人的重要性（Bowlby，1969；Klein，1940；Winnicott，1973）（见第 6 章）。

对许多女性来说，向母亲身份的转变会引起对自己、自己的身份、自己如何被父母教育，以及自己想成为什么样的母亲的想法和感受。在伴侣、家人和朋友、育儿小组和其他资源的支持下，许多女性会找到围绕这一转变问题的一种讨论方式，而且大多数女性会获得足够的支持。然而，对一些女性来说，妊娠可能会引发她们未意识到的心理困难，或者可能加剧已存在的精神健康状况。

从女性健康咨询和围产期心理健康服务中提供心理支持和干预的重要性对于遇到一系列心理健康问题的女性至关重要（Perinatal Mental Health Services for London，2017）。根据我们的经验，女性在妊娠期间往往更愿意寻求咨询，并且不会因为这样做而感到耻辱，特别是当咨询服务是多学科团队的一部分时更为明显。在女性和婴儿生命中如此重要的时刻，提供心理支持对于预防未来的心理疾病起着关键作用。

　　本章将讨论我们在女性保健咨询服务中所进行的工作，旨在介绍妊娠期间的心理问题。这是一个非常复杂的领域，建议进一步深入阅读，以探索女性在家庭背景之外的经历。其他需要考虑的因素包括女性在社会经济、种族、性别、性取向、残疾和宗教等方面的地位，以及这些因素如何与家庭动态相互作用。本章的第一部分将描述我们所看到的女性类型（框 3-1）、转诊原因和咨询中使用的基本理论框架。第二部分提供了 3 个病例研究，重点介绍了我们所做的工作类型，以及这些工作提供帮助的方式。最后将讨论评价方法和多学科团队的位置、监督和反思。

　　女性被转诊的原因有很多，其中一些是在妊娠之前，另一些则是由于对妊娠的反应而出现的担忧（框 3-2 和框 3-3）。

框 3-1　我们在服务中看到的女性类型

- 十几岁的年轻女性到 40 多岁的女性。
- 来自所有社会经济背景的女性。
- 不同种族和宗教的女性。
- 寻求庇护者和难民。
- 被认定为异性恋和 LGBTQ+ 的女性。
- 残疾女性。
- 有伴侣的女性和单身女性。

框 3-2　女性被转诊的原因

- 先前的心理健康问题（如焦虑、抑郁、饮食失调、创伤后应激障碍）。
- 先前因流产、终止妊娠或死产而失去婴儿的创伤性分娩。
- 既往妊娠并发症。
- 性虐待史、家庭暴力和安全问题。
- 基于种族、性别、性取向、残疾或宗教的歧视。
- 产后抑郁症史。
- 复杂关系史和依恋困难。

> **框 3-3　妊娠期间可能出现的问题**
>
> - 对分娩、创伤性手术及妊娠期间身体变化的恐惧。
> - 害怕为人父母。
> - 对妊娠的矛盾心理；害怕失去职业身份、地位和经济独立。
> - 关系变化。
> - 经历过基于种族、性别、性取向、残疾或宗教的歧视。
> - 孤立、缺乏家庭和友谊网络。
> - 分娩前抑郁和（或）焦虑。
> - 缺乏物质资源（如住房不足、无家可归、缺乏经济基础）。
> - 宗教和文化问题及差异。

一、理论模型

（一）心理动力学理论

虽然有多种治疗形式可以对妊娠期间的女性起到一定效果，但我们使用心理动力学理论作为基础，特别提到了依恋和关系理论。这项工作借鉴了 Freud、Melanie Klein 的客体关系学派和关系精神分析（Spurling，2004）。

我们还借鉴了认知行为疗法理论和技术，因为这为女性提供了管理症状的明确策略（Greenberger & Padesky，1995；Westbrook，Kennedy，& Kirk，2007）。

心理动力学理论咨询的基本前提是了解孕妇当前的困境及过去的经历，尤其是童年经历。在整个童年时期，我们学习与他人交往和看待世界的方式。这些方式通常不知不觉地一直伴随着我们进入成年期。特别重要的是，我们需要了解对重要关系人的依恋，因为这对女性在妊娠期和分娩后与婴儿形成的依恋有影响。

当一个人不清楚自己为什么以某种方式行事、思考或感受时，很可能是无意识的过程在起作用。个人可能会使用无意识的防御机制来隐藏困难或不可接受的感觉。这些机制可能是在童年时期就形成的，并且在当时起到了重要作用。然而，在成年后，它们可能不再是必要的，个体对这些机制没有自觉意识，或者如果有自觉意识，但会发现很难释放这种意识。了解这一点后，这个人就会更容易摆脱焦虑，更能控制思想和感受。

投射和否认是日常语言中常见的两种防御机制。

投射用于描述个人将自己的不良感受归因于其他人的情况，并且避免表达自己的感受。例如，孕妇不确定她的伴侣是否想要孩子，而事实上是她自己对妊娠 / 生产和成为母亲非常矛盾。

否认是指一种防御的表现，即个人无法看到现实情况，因此使自己免受情绪影响。一个很好的例子是处于虐待关系中的人否认自己遭受虐待，即使其他人可以清楚地看到在他身上正在发生的事情。

我们在治疗中所做的工作是让患者能够探索那些经常令人困惑的感觉，并揭示其中的无意识过程。这包括指出行为模式，与过去建立联系，识别那些可能有用但不再起作用的，甚至可能影响自我和（或）人际关系的防御措施。这样做是为了帮助女性对自己有更多的认识和理解，并将过去与现在区分开来。

这种模式可能对以下这些女性特别有帮助。

- 害怕变得像自己的母亲。
- 害怕重复自己童年时期的虐待模式。
- 害怕失去自我。
- 认为自己"不够好"或坏。
- 对自己的批判性和判断性想法
- 或担心这些想法会伤害自己的孩子。

有时，女性一开始无法表达这些担忧，但会表现为对妊娠或成为母亲非常焦虑，或者感到情绪低落、愤怒或易怒。这项工作是通过表面现象了解这些感觉的含义，以及它们与过去的关系。

（二）认知行为治疗方法

认知行为疗法（cognitive behavioural lherapy，CBT）常用于我们与女性开展的工作中。这种类型的治疗更侧重于改变个人的思维或行为方式，以更好地管理症状或问题（框 3-4 和框 3-5）。它最常用于治疗焦虑和抑郁，但也可用于其他心理问题和身体问题（如疼痛管理）。我们在工作中使用了 CBT，以应对在妊娠期间出现高度焦虑和抑郁而需要支持日常生活的女性。一些女性需要提供策略支持，以管理特定的引发焦虑的事件，如婴儿出生或医疗程序（图 3-1 和图 3-2）。CBT 可以帮助那些无法使用洞察力技术的女性，帮助开发管理心理症状的工具和策略（框 3-6）。

框 3-4   实践知识点

在接受治疗时，女性可能会对妊娠的负面情绪感到极度困惑，因为妊娠已经计划好了。治疗的工作就是思考造成这种情况的原因。这些感觉可能与女性自己的童年经历、与自己母亲的关系、对自己和身体的看法、成为母亲所涉及的损失有关。

框 3-5   认知行为疗法技术

- 挑战自动产生的消极想法。
- 重新构建这些想法并寻找替代的思维方式。
- 放松、呼吸练习和正念（Kabat-Zinn，2004）。
- 包括安全场所图像的可视化（Scott，2012；Scott & Stradling，2006）。
- 分散注意力。
- 脱敏。
  – 将问题分解为更小、更易于管理的区域。

框 3-6   治疗模式可能对女性以下问题有帮助

- 焦虑
- 沮丧
- 睡眠问题
- 躯体化
- 恐惧症

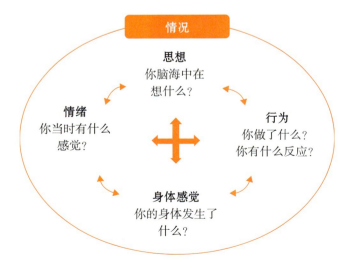

◀ 图 3-1   认知行为疗法如何帮助患者了解在特定情况下思想、行为、身体感觉和情绪的相互作用

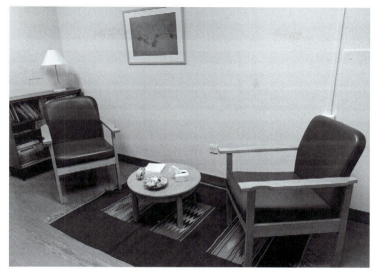

▲ 图 3-2　咨询前的咨询室布置

注意桌子上时钟的位置，以确保会议按时进行，而不会中断治疗流程

二、病例研究

在本部分中，我们结合先前给出的理论干预措施来介绍 3 个病例研究，以说明我们作为女性健康咨询服务的一部分所开展的工作。为了保护患者隐私，文中所使用的例子是基于一些参加过我们咨询服务的女性的复合病例研究，旨在阐明在我们对女性所做的心理咨询工作中出现的主要问题。

病例研究 3-1　使用心理动力学理论

患者 D，女性，40 多岁，来自新西兰。这是她第一次妊娠。这次妊娠是计划好的，并且她非常想要妊娠。她和伴侣住在一起。由于正在经历焦虑、情绪低落和失眠的困扰，她被转诊至女性健康心理问题的妊娠期咨询服务处。她在过去经历过一些与工作有关的焦虑和压力。当她本以为自己在第一次妊娠时会感到兴奋和充满希望，却惊讶地发现自己心理上是痛苦的。

　　我们在咨询过程中逐渐探索她的想法时，发现 D 女士有一些症状。事实证明，尽管她非常想要一个孩子，但对于这将给她的生活带来的巨大变化而感到矛盾。她对承认和表达这些感受感到内疚，好像承认这种想法会伤害婴儿，她会受到惩罚。她的身份与成功的事业息息相关，她担心产假可能导致失去工作中的地位和职位。咨询旨在使这些想法正常化，因为事实上，许多处于她这个地位的女性都有类似的想法和感受。承认对妊娠的消极和积极情绪有助于 D 开始理解她情绪的复杂性，并接受它们。同样重要的是需要意识到，有思想和感觉并不意味着它们会变成现实，表达比采取行动更有益处。D 觉得她承认自己的矛盾心理会对婴儿造成伤害。咨询中发现，D 的母亲放弃了自己的事业来照顾她，她对此表示了一些不满和愤怒。因此，她担心她可能对自己的孩子也有同样的做法。

　　在咨询会议上，我们得知 D 对自己有很高的期望，是一个完美主义者。她想要拥有完美的自然分娩，成为她孩子"最好"的母亲。她的内心充满了高度批判和评判的声音。她也喜欢掌控一切。所有这些都增加了她焦虑、低落的情绪，并导致失眠。我们探索了她完美主义的根源，然后研究了潜在的无意识恐惧。她解释说，她的父母从小就对她寄予厚望，他们希望她在学校表现优异，对任何失败都非常挑剔。她已经将这些观点内化了，父母的行为已经成为她看待自己和给自己施加压力的方式的一部分。她没有意识到这一点，然而她能够感受到这对自己造成了严重的伤害，如果重复类似的模式，可能同样会对她的孩子造成伤害。事实证明，她的完美主义是她无意识地用来掩饰自己对软弱、脆弱和堕落的恐惧的一种防御。这些恐惧与她的母亲有关，在她整个童年和青少年时期，母亲都患有各种身体疾病，并有心理健康问题，有时需要在精神病院住院。对 D 来说，这意味着她感到压力，要变得坚强和坚韧，无法与他人分享她的恐惧或她所认为的自己的弱点。这加剧了她的焦虑，也增加了她对自己的压力。很明显，她对经历与母亲类似的心理健康问题有一种潜在的恐惧，她不得不通过压制这些想法来保护自己免受这种可能性的影响。相反，这些想法表现为焦虑和情绪低落。由于能够有意识地在安全和保密的环境中公开表达她的想法和感受，这些恐惧变得不那么强烈了。她开始认识到，通过承认她认为是弱点或失败的领域，可以与她的伴侣和朋友更加开放地交流并变得更亲密，而且感到不那么孤独。她观察到，通过在咨询会上表达自己的脆弱性，她并没有崩溃或患上精神病，她的顾问也没有。这一点尤其重要，因为这与她无法以这种方式应对母亲的经历形成鲜明对比。D 意识到她母亲经历身体疼痛的方式影响了她，所以她内化了对这种疼痛的恐惧，然后转移到她对自己将如何经历分娩的恐惧。她的母亲无意识地向她灌输了一种观念，即不能信任医疗专业人员，她必须自己处理。

D 的焦虑和失眠也与她的伴侣有关，表现为烦躁、烦恼和害怕在孩子出生时他无法回应她的期望。她经常因梦里被遗弃并独自带着哭泣的婴儿而无法再次入睡。在咨询过程中，我们探讨了她对伴侣的感受在一定程度上是她对自己向母亲转变的感受的投射。在探索她被遗弃的梦境时，似乎与她的感觉有关，即她的父母没有理解和回应她的婴儿需求，因为她的母亲专注于她的身心健康，而她的父亲忙于工作并在她 10 岁时离开了。她能够承认，她目前的情况与她的父母非常不同。她说，她的母亲经常批评她的父亲，对抚养她有强大的控制欲。相比之下，她有一个支持她的伴侣，他非常想完全参与到孩子的生活中来。她发现她对伴侣的过度控制和组织行为，以及她对他的愤怒可能会把他推开，并引起她对再次被抛弃的最大恐惧。她意识到她可能会与她的伴侣重复她母亲对她父亲的类似行为模式。

病例研究 3-2　使用认知行为疗法

患者 S，女性，约 30 岁，在第二次妊娠快结束时由她的助产士转至我院。她来自一个中国家庭，在美国长大，她的丈夫是英国人，由于丈夫工作调动，他们最近搬到了伦敦。他们有一个儿子，在美国出生，今年 3 岁。

S 由于害怕再次分娩被转诊。她最近一直在经历惊恐、焦虑、恐惧和闪回。在第一次咨询中，我们发现她第一个孩子的生产过程非常痛苦。她的产程没有进展，胎心监护提示胎心减速，产科小组决定必须进行紧急剖宫产。

她的丈夫不能和她一起去手术室。她解释说硬膜外麻醉并没有完全有效，剖宫产时她感到极度疼痛。她能回忆起外科医生切开切口时的感觉。她说当时自己深受影响，但孩子对母亲身体和情感的需求，以及时间的流逝，已经减少了她对分娩经历的记忆，在过去几年里，她没有想起过这一点。在她第二个孩子即将出生的时候，这些记忆以闪回的形式出现，让她感到焦虑和恐慌。她的顾问告诉她，由于她之前的分娩经历，她需要计划性剖宫产。经过最初的咨询后，考虑到她的心理表现的性质，以及她将在不到 2 个月后分娩的事实，我们和 S 认为采用 CBT 方法将是有益的。我们一致认为，在她分娩前和分娩期间在家练习的几种策略会很有帮助。这些 CBT 策略包括探索她的想法、寻找替代想法、分散注意力、放松、呼吸和可视化。该策略还涉及改善与她丈夫和医院多学科团队的沟通。

• **想法：** 我们探讨了 S 对她之前的分娩和她第二个孩子即将出生的想法。她充满消极、悲观的想法。她的想法在想象中波动，想象着硬膜外麻醉不会起作用，想象着她会感受到外科医生的器械将她皮肤切开时的极度疼痛，因失血过多而死，在剖宫产时惊恐发作，痛苦地尖叫，想象着她无法控制自己的焦虑。CBT 的主要助产要点之一是帮助患者意识到她们消极、无意识的想法或悲观情绪的思维是如何影响情绪、身体状态和行为的。这种思维方式及其对患者的影响可能成为一个持续消极的恶性循环，并对患者各个方面的功能产生影响。要改变这一点，就有必要调整原有的思想，并以一种更积极、更少创伤的方式重新构建。我们能够识别出 S 的消极想法，这些想法会增加焦虑和恐慌，导致她感到身体不适，并伴有头痛和胃痛。这导致她对丈夫和孩子缺乏耐心和易怒，并且无法完成家务。在咨询中，S 检查了在不同的情况下是否存在这种消极想法的证据。然后，她能够挑战自己的消极想法，用不同的、伤害性较小的想法来取代它们。她能够明白这次的情况与她以前的经历大不相同。这次剖宫产是计划好的，这意味着她可以做好准备。顾问、麻醉师和助产士充分了解她第一次分娩期间发生了什么，并将确保硬膜外麻醉能有效发挥作用。她与助产士和医护人员建立了良好而相互信任的关系。她知道，医务人员将尽一切努力以确保她和婴儿的安全。

• **分散注意力**：我们讨论了当这些令人不安和焦虑的想法发生时，她应如何分散自己的注意力。她发现了一些她喜欢的、可能有帮助的活动，如晚上和丈夫一起看电影、听舒缓的音乐、做家务、打扫卫生、和她 3 岁的孩子玩耍、散步和上瑜伽课等。

• **放松、呼吸和正念**：现在有很多证据表明放松、呼吸和正念（Kabat-Zinn，2004）有助于减少压力、恐慌和焦虑。这些技术对大脑的神经通路产生影响，释放出内啡肽等化学物质，从而提高情绪，并影响自尊和恢复力（Coleman & Davidson，2018）。

在咨询过程中，我们练习了呼吸技巧，使 S 能够专注于她的呼吸，以及呼吸在她体内的位置。我们还研究了如何使她承认脑海中的想法，但不参与其中，而是放手让这些想法消失。

我们鼓励 S 每天练习这些技巧，在一个不会打扰她的安静地方练习 20min 左右。如果她惊恐或焦虑发作，她将使用这种控制呼吸的方法。

• **可视化**：这种技术被广泛用于正在经历创伤后应激障碍的患者，并且有人认为它是有效的（Scott，2012；Scott & Stradling，2006）。S 正在经历她之前剖宫产的生动闪回，这使她晚上无法入睡，并加剧了焦虑和恐慌。她特别担心在剖宫产期间她会闪回一次，这会导致严重的惊恐发作，并会发生一些可怕的事情。我们探索了一个她能在脑海中想象出来的场景，即一个她觉得平静、安宁的场景，并且可以在闪回发生时让自己沉浸在其中。她想象了童年时与家人一起度假的一个场景，有一个被山和树环绕的湖泊，还有蓝色的天空和温暖的阳光，是一个与快乐回忆有关的地方。作为这种技巧的一部分，当闪回发生时，要求她想象把记忆放在一个盒子里，用钥匙锁上，然后把注意力带到她选择的更平静的地方。这项技术需要练习，使患者熟悉和感到舒适，我们建议 S 每天练习。

• **沟通**：一个有用的元素是鼓励 S 向多学科团队清楚地传达她的经历、心理状态和恐惧。这使她与团队建立了更加信任的关系，并对她的心理状态产生了影响。咨询会议帮助她清楚地表达了自己的担忧，并思考了与团队沟通的方式。这使她感觉更能控制她的产科护理和分娩经历。她还与助产士建立了开放和信任的沟通。她说，参观并熟悉产房对她很有帮助，因为她之前在美国分娩，那里的医疗保健与这里大不相同。在一定程度上，她对英国国家卫生服务体系（NHS）和产科服务认知的缺乏加剧了她的焦虑和失控感。咨询包括让她熟悉这里的系统。我们鼓励她和丈夫分享我们与她讨论过的策略，以便他可以帮助她在家中练习，并在她分娩时感到焦虑、害怕或经历了闪回的情况下提醒她。

病例研究 3-3　　使用具有认知行为治疗元素的心理动力学方法

患者 G，女性，约 20 岁。她在第二次妊娠期间由助产士转到女性健康咨询服务机构。她表现出极度焦虑，这影响了她的日常生活。她努力上班，但避开大多数社交场合。

在第一次咨询时，G 说她的焦虑主要集中在妊娠和孩子的健康上。她经常在网上搜索信息，以检查她所经历的任何症状是否"正常"。她还在跟踪孩子的行为，以至于她发现自己很难集中精力做其他事情，也很难入睡，因为她一直在想孩子的健康问题。

G 知道，这种焦虑很大程度上与前一年在妊娠 34 周时经历过死产有关。她觉得第二次妊娠时她必须警惕，以防错过任何错误的迹象。

我们同意定期开会，目标是学习基于认知行为疗法（CBT）的工具来管理日常焦虑，同时也为她消化失去第一个孩子的情绪提供时间，并为这个孩子的出生做准备。

早期的大部分课程都集中在管理焦虑上。我们谈到了 G 的恐惧和警惕，并开始确定她的想法什么时候有用，什么时候变得无用。思考有助于解决问题，但当思绪纷乱，寻找解决方案来应对不确定性的本质时，思考就不会有帮助。

G 经历了一个非常混乱的童年。她在物质上得到了很好的照顾，可以回忆起生日和假期的一些非常快乐的回忆。然而，她的父亲脾气暴躁，全家人都觉得他的脾气随时可能爆发。最糟糕的时候是他生气时会对他们的母亲大喊大叫，大发雷霆。愤怒通常不是针对 G 或她的兄弟姐妹（她有两个姐姐），但她们目睹并听到了这些事件。她回忆起那时候感到害怕和困惑。我们开始明白 G 通过在结构、计划和日常中寻找舒适和安全来回应童年的不确定性。她的第一次妊娠是计划好的，她对未来有自己的想法，对孩子出生也有自己的计划。当计划不奏效时，G 又被抛回恐惧和困惑的感觉。为了控制这些情绪，她再次焦急地在网上寻找确定性，并追踪她孩子的行为。

除了这种心理动力学的理解，我们将过去和现在的经验联系起来，还讨论了管理日常生活的措施。一旦 G 发现互联网搜索引发了无益的想法，就可以限制自己的网络搜索。我们谈到了分散注意力的技巧，如做她喜欢做的事情。当她发现自己的想法在不断盘旋时，她需要出去散步或给朋友打电话。

有趣的是，当我们谈论更多关于妊娠的事情时，虽然 G 非常关注婴儿是否健康的迹象，但她发现很难想象婴儿的样子，也很难想象婴儿的出生。事实上，在最初几周，她甚至拒绝承认妊娠。通过将她最近的反应与之前妊娠时的反应进行比较，我们了解到 G 是在保护自己不受进一步的损失，因为她没有与这个孩子建立联系。另外，她对此感到非常内疚。

内疚感在整个治疗过程中占主导地位。G 对她第一个孩子 R 的去世感到内疚，并觉得在某种程度上这是她的错。她有很多"如果"的想法，如"如果我做一些不同的事情会怎么样"。她为没有好好考虑她的第二个孩子而感到内疚，但如果她这么做了，她也会觉得对 R 不忠。

我们能够想象到在她脑海中同时有两个孩子的想法有多困难。她说："如果他们都还活着，那一切就容易多了。"这让我们能够认识到如何看待一个已经死去的婴儿是多么困难。在第二次妊娠之前，G 一直采取"顺其自然"的态度，尽量不去想 R 太多，但这种防御机制已经不起作用了。除了内疚，她还感到愤怒和悲伤。她发现自己对妹妹没有足够地提及 R 感到生气。在咨询中我们发现，也许她的妹妹在这次妊娠时受到了一些本不属于她的愤怒，也许是她自己对 R 的"遗忘"。

在会议的中间阶段，G 的大部分注意力都集中在 R，以及如何记住这个孩子。临近她的生日纪念日，G 在考虑如何纪念她。我们谈到了仪式的重要性，以及对于生活中的许多事件，我们知道什么仪式是合适的。G 说："当你的孩子去世了，没人告诉你该做什么。"在与伴侣的讨论下，G 决定在 R 的忌日去她的墓地。G 也开始考虑 R 在家里和她的大家庭中的位置。她不想让别人忘记她，所以决定为她做一条项链，并把她的手印和其他家庭照片放在一起。

随着 G 开始在她的脑海和她的家庭 / 家人中为 R 找到一个更清晰的位置，她能够将她的想法更多地转向拥有一个活生生的婴儿的想法。起初她还很犹豫，不敢相信一切都会好起来的，但她的脑海中确实开始有了这个孩子的形象。

然而，G 每周都会继续讲述当前妊娠的进展情况、她在这一周所经历的焦虑，以及她对这次妊娠安全性的持续思考。她正在使用我们讨论过的技术，限制她的互联网搜索并分散自己的注意力，但有时她会感到不知所措，并会感到恐慌。为了解决这个问题，我们探索了安全场所图像的概念，这是前面病例中描述的一种可视化技术。

在咨询的最后阶段，G 开始谈论成为母亲及她（和其他人）是否认为自己已经是一个母亲的令人困惑的想法。她知道自己想成为什么样的母亲，她觉得 R 的去世证明她不想成为那样的母亲。这让她觉得自己不称职，不够细心，无法保护自己的孩子。

她开始想到自己母亲的经历。她说自己的母亲在很多时候都非常体贴周到，但她也描述了一种不可预测的特点，常常让她不确定母亲是否会关注她。作为一个成年人，G 可以猜测，因为她的母亲正在经历家庭暴力，有时她的想法在其他地方，但作为一个孩子，G 没有这种理解，只是感到被遗弃和没有受到保护。我们可以看到 G 在这方面已经下定决心不要像她母亲那样，而 R 的去世让她觉得，像她自己的母亲一样，她无法保护自己的孩子。G 能够把自己的童年经历和现在的想法和感受联系起来，以便更好地理解它们，最终不再受折磨。

咨询结束后，G 仍然焦虑不安，但她能够考虑即将出生的孩子，在家为婴儿的到来做准备，并对结果有一个更慎重的看法。

总之，G 表现出严重的焦虑，这需要解决，并设法让她每天都能更好地工作。然而，我们能够根据她自己的早期经历，从最近的创伤及其对她的意义来探索焦虑的潜在原因。随着工作的进行，G 能够将注意力从 R 转移到新生儿上，并最终发现她可以在脑海中同时拥有两个孩子。

三、定量评价

我们提供的服务采用定量和定性两种方法进行评估。定量数据是通过临床结果常规评估系统（clinical outcomes in routine evaluation，CORE）收集的，患者在治疗开始和结束时填写一份满分为 10 分的问卷来测量痛苦程度。得分与英国国家分界点进行比较，该分界点是通过比较报告精神健康问题的人和正常人的得分而建立的。如果痛苦评分从咨询开始到结束都在下降，可以推断我们的治疗是有效的。多年来的研究结果一直表明，我们所见的大多数女性的痛苦水平都有所下降。

除了评估服务外，填写这些问卷还有其他好处。我们看到的一些女性对咨询的观念完全不熟悉，并且在这个新领域会感到不舒服。在女性的第一次咨询会议上完成问卷调查为她们提供了这样一个思维结构，也让我们开始了解她们和她们的生活。

此外，其中一个问题与自杀念头和行为有关。这是一个引入风险话题的好方法，可以帮助我们评估女性是否需要任何即时的支持以保证安全。在咨询结束时再次填写问卷有助于许多女性回顾这段经历，并评估是否发生了变化，以及如何发生了变化。

关于这个评估系统的更多信息和 CORE-10 问卷的副本可以在 https://www.coreims.co.uk 上找到。

四、定性评价

除使用 CORE-10 数据来评估咨询从开始到结束的心理变化程度外，采用定性研究方法来更深入地了解咨询服务的经验和咨询服务对女性的价值是很有用的。例如，我们让理学硕士学生 Abigail Enlander 制作了一份问卷，以整理咨询者的意见。问题包括设置的适当性、等待时间和对咨询服务的总体满意度（Enlander，2017）。女性会在倒数第二次咨询会议上收到这些问卷。大部分问题的答案表明我们的咨询服务受到了患者的高度重视和赞赏。她们感到自己的意见得到了倾听，自己的担忧得到了认真对待。来自女性的反馈也表明，与顾问的关系对于她们能够解决自己的问题并在心理上向前迈进至关重要。

> "女性健康咨询服务的咨询师被认为是如此有益的一个潜在原因是，他们能够帮助女性从低谷走向更积极的心态"（Enlander，2017，P. 21）。来自患者的评论包括"如果（顾问）不在这里，我的处境会很糟糕，生活将会非常困难""这把我从一个非常黑暗的地方拉了出来""我感觉更加积极和充满希望""咨询在我获得生活和坚持下去的勇气方面发挥了非常大的作用"。

一些女性的反馈强调了几个有助于改善服务的领域。其中包括咨询次数的限制。一些女性认为她们希望得到更多的治疗，因为咨询需要时间。咨询室对大多数患者来说是舒适的，但对一些失去孩子的人来说，来到产科楼是痛苦的。总体而言，心理动力学咨询的主要治疗模式对大多数女性都有帮助，但也有一些人希望有更多的"工具"和策略来管理她们的担忧。后一项发现特别有用，它向我们证实了提供一种折中的治疗方法的重要性，包括心理动力学、CBT 和正念干预。它还强调，在最初的咨询中，重要的是评估哪种治疗方法或组合对每位女性最有益，特别是考虑到短期治疗的限制。

五、多学科团队

在考虑如何开发对孕妇心理需求敏感的服务时，开展多学科团队（multi-disciplinary team，MDT）协作有很多优势。在我们自己的工作环境中，女性健康咨询服务是位于医院环境中的大型国家卫生服务基金会信托基金的多学科产科团队的一部分。这增强了为患者提供全面服务的可能性，包括他们的医疗、心理和教育需求。为了有效地做到这一点，重要的是在所有专业人士之间进行深思熟虑、反思和尊重的沟通。作为顾问，我们积极参与 MDT 会议，包括讨论脆弱女性和有保障问题的社会心理会议。我们还参加了围产期心理健康专家小组会议。在这些会议之外，我们与医院内部的助产士、医生和理疗师、外部的其他机构保持联系，其中包括社会护理、精神科 / 心理服务、全科医生、慰安妇救助中心、儿童和家庭中心。我们的角色是确保 MDT 成员了解和理解女性的心理病史，以及这可能如何影响她们的临床表现。这将有助于指导 MDT 与这些女性交流（框 3-7）。

框 3-7　实践知识点

多学科团队讨论示例

- 一名女性拒绝接受内检，并因此而泪流满面或生气，这很可能有被性虐待的历史。
- 坚持剖宫产的女性可能之前有过创伤性分娩或性虐待史。
- 焦虑的女性可能会因为之前入院的负面经历而觉得医院很可怕。

同样，作为顾问，了解我们在妊娠期间看到的女性的医疗健康和身体问题，以了解这些对她们的心理状态有何影响，这对我们很有帮助。

六、助产士监督和反思小组

所有卫生专业人员都需要有机会思考他们的工作，以处理情感需求并分享最佳实践方式，此外，有充分的证据证明，助产士（以及护士）会遭受职业倦怠和压力（Kinman，Teoh，& Hariss，2020）（框 3-8）。作为顾问，我们的培训机构要求我们定期进行个人监督。我们还在医院内和来自不同部门的其他顾问组织了反思实践会议，以及开展同行监督（图 3-3）。

我们为失去亲人的助产士提供了一个反思的空间，并组织了产后病房的工作小组，帮助他们思考自己的工作。为助产士提供登记和反思在与女性互动或困难的临床场景中可能出现的感受和想法的空间，这对职业和个人发展都是重要的。这可能包括管理过度的临床工作量和照顾情绪低落的女性。

上述课程可以通过多种方式使助产士的心理和身体健康受益。

探索对工作情况的反应深度可能有助于助产士更多地了解自己的行为，如与患者沟通不畅、将压力带回家、暴饮暴食。反之，它可以让助产士考虑自我照顾，如休息、规律饮食和锻炼作为替代方案。在小组中可以强调休息和放松时间的重要性，并且可以指示助产士使用容易获得的放松和正念应用程序和互联网信息。

更深入地了解工作对自己的影响还可以让助产士更好地相互支持，注意同事在高要求的轮班或具有挑战性的临床场景中发生的情况，并积极提供帮助。

对助产士的心理健康同样重要的是，让他们感到能够在相关会议上向管理者提出关于工作或个人问题的反馈，而不是觉得他们必须自己应对。反思小组可以帮助他们这样做。

如果助产士无法独自应对心理压力，可以通过医院、私人或全科医生私下寻求一些咨询和心理服务，反思小组可以提醒他们注意这些资源。

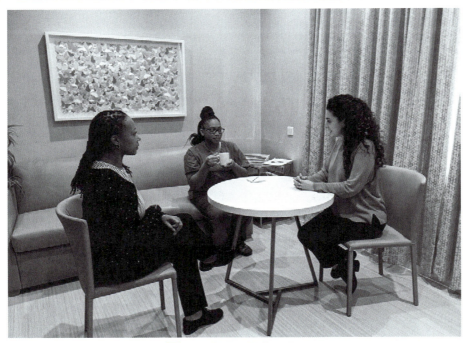

▲ 图 3-3　助产士反思小组会议

框 3-8　关于助产士职业倦怠的思考

Stephanie，Acacia 团队的助产士（弱势女性）
巴尼特医院

职业倦怠对于所有从事医疗保健工作的人来说都是非常真实的。当专门从事助产工作时，尤其是在一个支持弱势女性的团队中，这种情况会被放大。除了标准的助产护理外，还提供额外的培训、转诊、多专业工作、儿童保护 / 有需要的儿童会议，以及加强的护理途径。在这样一个依赖情感的女性团队中经常工作到很晚，会让人身心俱疲。

这就是自我照顾很重要的原因，包括有意识地努力按时完成工作，有意识地将病例留在工作中并清理思绪。此外，让假期真正成为假期，让休息成为优先事项也会产生影响。说起来容易，做起来却不那么容易，至少我还在努力。

结论

在本章中，我们介绍了一些可能影响母婴关系的心理问题，并说明了如何在咨询中解决这些问题。让母亲在这个关键时刻更深入地了解自己的想法和感受，可以影响长期关系，进而影响婴儿未来的关系。

我们强调了在多学科团队中良好沟通和分享的重要性，以便考虑患者的需求。员工反思小组和自我监督首先是为了更好地了解母亲所面临的心理问题，其次是让我们作为专业人士了解对患者的心理反应。

复习要点

- 在本章中，我们介绍了女性对当今情况反映的心理动力学理论。当你面对一位女性时，这会如何影响你的想法？
- 在本章中，你已经获得了一些关于 CBT 技术的信息。你认为哪一种方法对女性最有帮助？
- 在本章中，我们强调了助产士自我护理的重要性。你能想到一种能让你的生活方式变得更好的自我护理吗？

第4章　复杂的社会因素：专家助产士的角色
Complex social factors

Kate Clements　Tania Staras　著

张　蕾　译

在英国，助产士和助产有一个清晰的公众形象，大多数人认为他们知道助产士是做什么的。助产士在分娩前和分娩后照顾产妇，但在公众心目中最重要的是，他们接生婴儿。然而，助产士的角色是多方面的，远远超出了这种表面的刻板印象。助产士是在整个生育过程中为女性提供支持的熟练、自主的专业人员。他们帮助解决一些最重要和最具挑战性的复杂问题，包括与精神和心理健康和疾病有关的问题。

本章介绍可能造成心理需求或痛苦的原因、影响的条件和情况，开始将心理健康置于更广泛的背景中。对助产士来说，这些领域可能是一个挑战，特别是当他们认为自己没有专业知识和专业技能时。人们的生活可能极其复杂，住房、经济需求、社会问题和心理健康问题加剧了妊娠后的精神问题。对于一些女性来说，妊娠的精神问题是继发于她们其他方面的压力和需求而产生的。

助产士在实践中可能遇到的一些问题包括家庭虐待、"现代奴隶制"和药物滥用。然而，助产士在照顾女性及其家庭时可能遇到的复杂的社会和心理问题不止这些。并非所有问题都会造成同样的创伤；对一些人来说，这些问题会导致严重的心理困扰，而对另一些人来说则不会。情况并不总是线性的。例如，药物滥用可能是精神困扰的原因和结果。同样，也不能孤立地看待各种因素；例如，性虐待可能导致药物滥用和围产期心理健康问题。本章使用病例研究和讨论心理健康方面的问题，并允许助产士看到他们在这些方面作用的重要性。这些方法和理论可以适用于一系列领域（表4–1）。

表 4-1　复杂社会因素的助产护理原则	
消除污名	不加评判
终身学习	自主学习，确保对问题的最新了解和关心
情绪支持和身体健康	提供核心助产角色。把女人看作一个完整的人，而不仅仅是一个"问题"
提供指导和咨询	了解和使用护理途径、专家服务；与他人合作
建立信任	表现出善良和同情，与女性一起工作
识别风险	理解变化的情况和压力点的重要性；与女性和其他机构合作以降低风险
与家庭合作	支持整个家庭；在适当的情况下，使用专家支持

　　传统上，助产士被期望能够在不同的环境下在整个生育过程中提供照顾。他们仍然被视为正常妊娠、分娩时和分娩后各方面的专业护士和主要照顾者。然而，在过去的 20 年里，一系列的因素影响了这些助产士的核心角色，其中包括日益复杂的生育人口、年龄、肥胖和并发症影响护理服务的提供。人们还认识到更广泛的社会和心理问题对妊娠和生育的影响，并认识到需要以适当的方式支持或减少这些影响。这些担忧反过来又导致了专家助产角色的增长，以支持被认为脆弱或有风险的群体［Royal College of Midwives（RCM），2013］。专家角色的目标之一是防止女性在服务方面的落差，如产妇和心理健康服务之间的落差。角色在覆盖范围和范围上都是可变的，一些信托公司会有一系列的专家，而另一些则少得多。它们突出了助产士在公共卫生中的作用，但往往很容易受到资金来源和卫生服务优先的影响。有些领域已经发展了一系列的专家角色，但由于预算限制，不得不合并或削减这些角色。表 4-2 对专业助产士可能承担的各种责任进行了概述。

一、家庭暴力

（一）背景和定义

　　2013 年，人们就家庭暴力的定义达成全国性一致，该定义汇集了该问题的所有可能因素。这个定义的范围很广，它提醒我们，虐待可以以多种方式表现出

表 4-2　专业助产士可能承担的各种责任	
护理专家	可为一组女性或病例提供临床护理
跨专业工作	可包括制订护理计划，参加病例会议；与社会服务和其他机构合作
制订指导方针 / 研究	制订循证医学的指导方针，以支持专家服务的护理。这可能还包括开发和实施研究项目
护理路径和整合	开发跨部门使用的护理路径，包括非专业人员。确保护理是整合的，而不是分散的
教育和培训	支持多学科团队的教育和培训，包括助产士、医生、学生、辅助工作者和辅助医务人员等相关服务
质量改进 / 临床治理	提供专家意见和领导，以确保护理是与时俱进的，并遵循最佳实践指南
建议	向非专业护理人员和卫生专业人员提供正式和非正式的建议和支持
爱护患者	多方面关爱患者，消除患者耻辱感，表现出理解和关爱

来，而这些方式可以随着时间的推移而改变。

家庭暴力涉及任何控制、胁迫或威胁行为的事件或模式，以及 16 岁或以上的亲密伴侣或家庭成员之间的暴力或暴力行为，无论性别或性取向如何。这包括但不限于以下类型的暴力：心理、物理、性、金钱、情绪。

行为控制是指一系列旨在使一个人沦为下属和（或）依赖他人的行为，其方法是将其孤立于支持来源之外，利用其资源和能力谋取私利，剥夺其独立、抵抗和逃避所需的手段，并规范其日常行为。强制性行为是一种行为或者一种攻击、威胁、羞辱和恐吓的行为模式，或其他用来伤害、惩罚或恐吓受害者的暴力（HM Govt，2013）。

人们也认识到，虐待可以在妊娠期间开始、升级或改变。由于妊娠是女性与卫生服务机构持续和定期接触的时期，这可能是第一次有机会识别出家庭暴力或伤害。人们期望助产士会在常规的分娩前和分娩后会面中询问有关虐待和暴力的问题。这应该在女性单独与卫生专业人员在一起时进行。如果需要口译服务，应通过专业人员，而不是通过家人或朋友非正式的安排。要保留记录，应该以一种不会被犯罪者发现的方式谨慎地记录。约 80% 遭受家庭虐待的女性向卫生服务机构寻求帮助，而卫生服务机构往往是女性的第一个或唯一求救点（National Institute of Clinical Excellence，2020；Webb 等，2020）。

实践知识点

一般认为孕妇通常是虐待的受害人。然而，任何性别的人都可能实施家庭暴力和虐待，它可能发生在异性夫妇和同性夫妇中。有时不清楚母亲或准母亲是虐待的受害者还是施害者。女性对男性实施的身体虐待，可能并不总是以相反的方式被看待。一些男性可能也持有这种观点，因此不认为自己是家暴的受害者。卫生专业人员需要对生活在由女性实施家庭虐待的家庭中的儿童保持警惕，不要低估这可能带来的风险（NSPCC，2020）。

病例研究 4-1

Sara 披露了有关她受伤性质的信息，然后又收回了。这并不罕见；女性可能希望有专业人士帮忙，但同时又非常担心分享信息的后果。在这种情况下，人们担心女性的叙述会发生变化，可能会把已经发生的事情最小化。这可能是因为她缺乏自尊，也可能是因为担心社会服务机构的介入，以及孩子被带走。这种焦虑会对女性选择透露什么和向谁透露产生重大影响。最后，Sara 很可能会因为施暴者发现她接受了照顾而感到焦虑；这反过来可能会使暴力升级。

1. 病例管理

重要的是，助产士要意识到家庭虐待可能会发生在父母离开后，有时分离的压力会成为（以前）亲密伴侣之间暴力 / 虐待事件的导火索。例如，在关系破裂和因分手后接触产生纠纷时。专业人士可能会低估对儿童造成的风险。此外，一些家庭虐待关系的特征是分离与和解。专业人士必须警惕这种可能性，分手的夫妻可能会重归于好，而不应该依赖先前的声称，即他们宣布这段关系已经永久结束了（NSPCC，2020）。

在考虑 Sara 的情况时，还必须记住，家庭虐待没有歧视，背景、教育、财富、年龄、工作，以及在哪里长大，这些都无关紧要。这位女士是一名教师的事实并不意味着应以任何不同的方式进行处理。在探讨国内妊娠期间的虐待时，卫生专业人员必须避免刻板印象，并对所有社会和家庭情况中可能发生的虐待保持警惕。

2. 支持 Sara

所有助产士面临像 Sara 这种情况时，都需要牢记验证、风险评估、转诊和记录保存的核心原则。

- 认同：使用诸如"我相信你"或"这不是你的错"之类的短语进行积极支持和认同，告诉她们，她们并不孤独，而且可以得到帮助。重要的是，不要建议受害者离开伴侣 / 施虐者，因为如果没有适当的安全规划，反而将其置于进一步的伤害风险中。

- 风险评估：询问受害者是否感到不安全；如果回答为"是"，请评估此人是否有安全的去处（如将去朋友或家人那里）。如果受害者同意，可以考虑进入病房。如果家里还有孩子，立即进行安全转移。注意，总是像这样与受害者讨论转介可能是严重焦虑的来源。在这种情况下，即使 Sara 没有透露肇事者是谁，但由于 Sara 曾遭受伤害，她的儿子也有可能受到伤害，所以应该完成儿童社会护理的转诊。

- 行动 / 参考：询问受害者得到了什么支持，以及可能需要什么支持。如果在你的地区可行，可能包括转介到专家助产支持。在这种情况下，年龄较大的孩子 2 岁，因此可以与分配的卫生访视员联系，看看他们是否确定家庭有任何支持需求或担忧。一些受害者可能觉得自己已经准备好向警方揭发真相了。请咨询独立和性暴力顾问（independent and sexual violence advisor，IDSVA）同意，请参阅下文 IDSVA 的作用。

- 记录：清楚地记录下当时的情况和采取了什么行动（但要确保这不是在犯罪者可以看到的地方，以免使人处于更大的伤害风险）。将记录保管好以利于后续使用，确保你知道这些是什么（改编自 Pathfinder Toolkit-Webb 等，2020）。

图 4-1 提醒我们暴力行为的复杂性和多面性。卫生专业人员在与女性交谈时可以使用它。女性可以指出圆盘上的每一种情况，并清楚地解释这些行为是如何针对她们的。

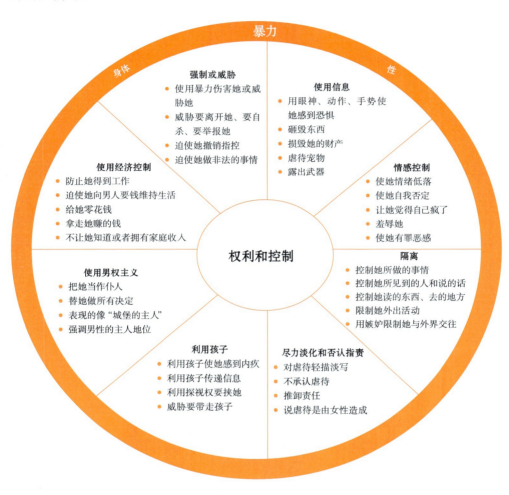

▲ **图 4-1** **家庭暴力和虐待圆盘**（**https://www.theduluth model.org/wheels**）

（二）家庭暴力和精神健康

家庭暴力会对一个人的精神健康产生巨大影响。现在人们普遍认为虐待（在童年和成年生活中）经常是抑郁症、焦虑症发展的主要因素，其他心理健康障碍，可能导致睡眠障碍、自残、自杀和企图自杀、饮食失调和滥用药物。重要的是要考虑一个人是否有精神健康疾病 / 诊断，这可能被用来进一步虐待人。受害者可能是处于一个特别脆弱的位置，可能会发现更难报告。有精神问题的人受到家庭暴力比没有精神健康问题的人多，受害者也可能因为被污名化而产生耻辱感，任何类型的精神健康诊断都可能使受虐者感到更加无力（Women's Aid，2019）。

如果一名女性到产科服务机构就诊并报告说她患有精神疾病，必须查明是否有任何潜在因素（如家庭虐待）正在影响她的精神健康和情绪健康。

（三）家庭暴力和助产士

由于家庭暴力的复杂性，对助产士来说，处理家庭暴力信息可能是一个挑战。许多助产士对说错话或做错事感到焦虑，从而使情况变得更糟，或者感觉自己无法为女性提供足够的支持。在这些情况下，重要的是要记住，正如本章导言所强调的，管理人员和专家服务中都可以提供支持和信息。

然而，助产士面对的家暴可能还有另一个更私人的方面，他们自己可能是虐待的幸存者，或者目前正生活在虐待中。2018 年，RCM 调查探讨了这一问题，强调了向卫生专业人员和公众提供咨询和支持服务的必要性（RCM，2018）。如果你发现自己或同事的这种情况，那么意识到可以寻求支持是很重要的。

二、女性生殖器损毁

根据工作的地理区域不同，有的助产士遇到女性生殖器损毁（female genital mutilation，FGM）的病例相当频繁。与其他复杂的社会问题一样，对一个情况的不熟悉会让我们在认识到情况并给予适当的建议、支持和关怀时感到不安和焦虑。世界卫生组织制定了各种类型的定义帮助临床识别女性生殖器损毁（WHO，2018）（表 4-3），规定女性生殖器损毁包括涉及部分或全部器官，切除女性外生殖器或非医疗原因伤害女性的生殖器官。

国际上认为，女性生殖器官损毁是对女童和女性人权的侵犯。它反映了两性之间根深蒂固的不平等，是对女性的一种极端形式的歧视。这种行为几乎总是针对未成年人，侵犯了儿童的权利。这种做法还侵犯了个人的健康、安全和人身完整权，侵犯了不受酷刑和残忍、不人道或有辱人格待遇的权利，以及侵犯了生命权。它会在短期和长期内造成心理健康创伤，因为它会影响性健康和人际关系，以及自我形象和自尊心。

表 4-3 WHO 定义的女性生殖器损毁	
女性生殖器损毁分为四型	特 征
1 型	部分或全部切除阴蒂头（阴蒂外可见部分，是女性生殖器的敏感部位）和（或）包皮 / 阴蒂罩（阴蒂头周围的褶皱皮肤）
2 型	部分或全部切除阴蒂头和小阴唇（外阴的内侧皱褶），同时或不切除大阴唇（外阴皮肤的外侧皱褶）
3 型	也被称为阴锁，阴道口狭窄，仅留排尿口。通过切割和重新定位，小阴唇或大阴唇有时贯穿缝合，有时带阴蒂包皮 / 阴蒂罩和阴蒂头（1 型女性生殖器损毁）
4 型	这包括所有其他对女性生殖器进行的非医学伤害（如刺、穿、切、刮、烧灼生殖器部位）

改编自 World Health Organization. (2018). Female genital mutilation [online]. https://www.who.int/news-room/fact-sheets/detail/female-genital-mutilation

在英国，FGM 是非法的，必须报告 [Department of Health（DH），2016]。应该提供培训帮助保健专业人员认识各种 FGM 及其对生殖健康和分娩的影响。重要的是，有时候要考虑到一些女性可能没有意识到她们遭受了女性生殖器损毁，这种情况可能发生在她们很小的时候，或者在她们的社区中非常普遍，以至于她们可能没有认识到完整的生殖器是什么样子。因此，就像在复杂社会的所有领域一样，助产士在沟通时保持清晰和明确是很重要的。文中的病例研究在实践中探讨了这些想法。

病例研究 4-2

Bilan 是 G_1P_0 的孕妇，她在 39^{+2} 周的时候去医院进行剖宫产，因为她未出生的孩子（女性）处于臀位。Bilan 在 37 周时进行了一次不成功的外倒转手术（这是臀位婴儿有时可以从臀或足先露转到头先露的过程）。在完成相关术前检查后，你带着 Bilan 和她的丈夫去了手术室。在手术准备过程中，你要在 Bilan 知情同意的情况下为她插尿管。检查时发现外生殖器异常，插尿管困难。在与主管助产士讨论后，发现该女性患有 1 型 FGM。这一点在该女性之前接受筛查时并未透露。

病例管理

这一场景表明，即使有筛查，女性也有可能在整个妊娠过程中未被发现 FGM，特别是如果女性不知道曾经发生过 FGM 的情况。在不追究责任的情况下，以探究问题的态度进行沟通是至关重要的。此外，还应考虑到对 Bilan 的心理健康可能产生的不良影响。需要考虑讨论的领域包括以下方面。

- 和 Bilan 一起敏感地探索她是否来自某个地区，她是否知道实施的过程，她丈夫是否知道，以及与 FGM 有关的家族史。

- 要考虑当女性发现这一点时的感受，她接受过割礼，这可能是有组织的由家庭成员 / 社区成员实施的，而这在英国被认为是虐待的一种形式。也要考虑被告知英国法律后，她与社区内的其他女性讨论女性生殖器切割时的感受。

- 检查患者是否因此而产生任何身体或心理上的影响，并在需要时提供适当的支持。

- 进行风险评估，从而帮助决定采取什么步骤使用当地或 DH 安全指导。

- 确保该女性曾遭受过 FGM 的情况清楚地记录在出院记录上，而卫生访视员和 GP 收到其复印件。它也应该清晰记录在个人儿童健康记录中。

鉴于 FGM 在英国是非法的，了解 Bilan 是否在其更广泛的社区中意识到 FGM 的问题。如果她或她的家庭或社区成员中的任何女性计划切割女孩生殖器，应遵守当地的保护程序并将其转介到儿童服务机构。应该给 Bilan 一份反对 FGM 的声明（HM Government，2021），也被称为 FGM 健康护照，其概述了 FGM 是什么，涉及的立法和处罚，以及可以获得的帮助和支持。它可以在线下载，并以不同的语言访问。

助产士在保障和提供支持方面发挥着关键作用（Raymond，2015），但从病例研究中可以看出，这需要以一种敏感的方式来进行，不要对遭受过 FGM 的女性做出假设。FGM 被某些地区视为一种"爱的行为"，根据文化戒律，采取这种行为是为了改善女孩的生活，并促进她作为一名贞洁的女性被社会接受。在 FGM 事件发生后，一名女性或女孩可能会对这种由慈爱的父母和族人安排的做法深感震惊。经历过 FGM 的女性患创伤后应激障碍的比例与童年早期遭受虐待的成年女性相当，80% 的女性患有焦虑症（WHO，2018）。心理并发症可能包括以下方面。

- 性心理问题，包括性功能障碍和性欲低下。
- 包括可能的自残和药物滥用。
- 焦虑。
- PTSD。

这些症状可能在妊娠、分娩和产褥期间加重或重新唤醒。女性还需要意识到，任何在分娩时进行的去锁阴术（切开阴部锁住的女性密封的阴道口，这往往是改善健康和福祉、允许性交或促进分娩所必需的）都无法修复，因为恢复任何形式的 FGM 都是非法的。重要的是，要考虑 FGM 可能产生的生理和心理并发症，以及如何处理这些并发症。如有需要，将女性转介到产科小组或心理健康服务机构进行进一步评估。

三、性虐待

照顾性虐待的幸存者可能很复杂。它可能是近期的，可能是许久以前的，也可能是正在进行的。对于助产士来说，重要的是要记住，即使我们提供的（我们认为是）最无伤害的护理，也可能会引发那些性暴力或性虐待的回忆。从本质上讲，产妇护理是私密的，包括从脉搏检查到体内检查的身体接触。女性可以选择不透露她们的经历，但我们在给予关怀时，仍须警惕痛苦的迹象。这可能是口头的或非口头的，包括肢体语言或躲避动作。与本章讨论的其他问题一样，性虐待可能与精神疾病有关，自我伤害或药物滥用等应对策略可能更多。从助产士的角度来看，反思一下作为常规护理接受方的感受总是有帮助的。不管一个女人的背景如何，也不管她是否暴露了任何形式的创伤，我们的言语和行为都是强大的，我们的关怀会对其时刻产生影响。

（一）定义

如表 4-4 所示，性暴力和虐待包括任何不受欢迎的、在未经同意的情况下发生的性行为。这包括强奸、性侵犯、性骚扰、儿童期性虐待、FGM 等。

表 4-4　性暴力的定义	
强奸	是指一个人在未经同意的情况下使用自己的阴茎插入另一个人的阴道、口腔或肛门。法律上，没有阴茎的人不能实施强奸，但如果女性协助男性实施袭击，这个女性就可能被判强奸罪

（续表）

插入性侵犯	这一罪行可由任何性别发生，并处以与强奸罪相同的判决。插入性侵犯的严重程度不亚于强奸
性侵犯	可以由任何性别犯罪。性侵犯是在未经他人同意的情况下对其实施的任何身体、心理和情感侵犯行为。它可以包括强迫或操纵某人目睹或参与任何性行为。并非所有的性侵犯案件都涉及暴力、造成身体伤害或留下明显的痕迹。性侵犯会造成严重的痛苦、情感伤害和无形的伤害，这些都需要很长时间才能恢复

2003 年性犯罪法案（Legislation.gov.uk，2012）是英国议会的一项法案，于 2004 年 5 月 1 日生效。它用更具体、更明确的措辞取代了旧的性犯罪法。它还定义了一些新的罪行，如非自愿的偷窥、插入性侵犯、导致儿童观看性行为、插入尸体的任何部位。它在英国法律中定义并设定了强奸的法律准则。它也是处理儿童性虐待的主要立法。

（二）同意

性和性行为是复杂的。理解性虐待和暴力问题的关键是同意，这经常成为辩论主题的问题。简而言之，没有明确的同意，任何性行为都构成侵犯。为了同意性行为，一个人必须允许它发生或同意做某事。此外，还应考虑下列事项。

- 他们是否有能力在问题发生时选择是否参与性行为。能力在这里可以指他们是否年龄足够大，是否喝醉，或者他们是否有正常的心智能力（如学习困难）。
- 他们是否能够自由地做出选择，他们是否没有受到任何限制。这意味着没有任何形式的身体或精神胁迫（The Survivors Trust，2020）。

无论性取向如何，英国年轻人同意发生性行为的法定年龄是 16 岁。该法律的宗旨是保护青少年的权益，使对不愿意发生性行为的人的起诉更加容易。

虽然英国同意发生性行为的法定年龄仍然是 16 岁，但法律并不起诉两个年龄相近的年轻人之间相互同意的青少年性行为，除非它涉及虐待或剥削。青少年，包括 13 岁以下的青少年，将继续有权获得关于避孕、避孕套、妊娠和堕胎的保密建议（The Survivors Trust，2020 ）。

（三）儿童性虐待

显然，在考虑儿童性侵问题时，同意和滥用信任是至关重要的。儿童是指 18 岁以下的人。儿童性虐待涉及强迫或煽动儿童参与性活动，无论儿童是否意识到正在发生的事情，而这并不一定涉及严重的暴力。这可能包括身体接触，包括强奸或口交或非插入性行为，如手淫、亲吻、摩擦和触摸衣服。它们还可能包括非接触性活动，如让儿童观看或制作性图像、观看性活动、鼓励儿童进行不恰当的性行为方式，或者利用儿童使其遭受虐待（包括通过互联网）或卖淫。儿童性虐待可以由男性、女性或其他儿童共同实施。

（四）儿童性剥削

儿童性剥削（child sexual exploitation，CSE ）是儿童性侵犯的一种形式。它是指个人或团体为了自己的利益而对 18 岁以下的儿童或年轻人进行性侵犯。通过使用威胁、贿赂、羞辱或告诉儿童（或年轻人）被施害者爱来建立权威。儿童或年轻人的个人、经济或情感脆弱可能被用来剥削他们。受害者可能被性剥削，即使性行为看起来是自愿的。CSE 并不总是涉及物理接触，也可以通过使用技术实现。CSE 发生在整个英国，影响全部社会种族或经济背景的男孩和女孩（NHS England，2016；The Survivors Trust，2020 ）。

（五）性虐待和暴力的影响

性虐待和暴力的长期影响可能包括许多情绪、心理和身体状态，而这些状态可能因人而异。在任何年龄和性别，性侵犯或性虐待的经历都可能对一个人的存在感和生活的各个方面产生毁灭性的影响，包括思想、身体、行为、思维和感觉。

性暴力和性虐待的幸存者通常会有内疚、羞耻、自责、尴尬、恐惧和不信任他人、悲伤或愤怒、缺乏控制或否认等感觉。他们经常遭受 PTSD，这是一种由非常紧张、可怕或痛苦的事件引起的焦虑障碍。PTSD 患者经常通过噩梦和闪回重现创伤事件，并可能体验到孤立、易怒和内疚的感觉（见第 1 章）。其他常见的反应还包括药物滥用、自残行为、精神病发作、边缘型人格障碍和关系问题（The Survivors Trust，2020 ）。

病例研究 4-3

33 岁的初产妇 Jo 在妊娠 8 周时参加了儿童中心的初次预约。她独自出席，显得安静而孤僻。如果详细记录她的社会历史，就会发现她在 18 岁时在大学里被强奸。她说，她当时没有报告，因为她担心受影响。从大学毕业后，她再也没有和肇事者联系过。她说自己目前处于一段充满爱和支持的关系中，她的丈夫知道发生了什么，但发现很难讨论，这可能会导致他们的关系出现问题。

病例管理

所有类型的性暴力都是严重的。法律使用不同的术语，如强奸、插入性侵犯和性侵犯来区分罪行的类型。然而，任何类型的性暴力都应该被严肃对待。让 Jo 放心，不管她发生了什么事，发生在什么情况下，或者袭击发生在多久以前，都不是她的错。责任总是在加害者身上，而不是受害者。

听到某人公开性侵或性暴力可能很难。作为助产士，我们需要记住，我们最初的反应对于定下基调和建立信任关系至关重要。支持性的反应可以减少受害者在遭受虐待后感到的羞愧或责备。鼓励的词汇和短语可以避免判断和表示对幸存者的支持。我们可以承认这种经历一定是创伤性的，我们可以使用"我很抱歉发生了这样的事情""这对你来说一定很困难"或者"谢谢你与我分享这一切"等语句来帮助传达同理心，确认她们的经历。

与所有复杂的情况一样，女性对妊娠和妊娠经历会有各自不同的反应，作为助产士，我们需要了解女性可能经历的各种情绪，以及这些情绪可能在妊娠和分娩过程中发生变化的事实。对于一些女性来说，妊娠的经历可能不是她们所期望的；有可能是担心隐私暴露，也有可能是担心妊娠本身会让人产生"孩子已经占据了身体"的感觉，而且无法逃脱，从而害怕与助产士、医生等人接触。亲密对话和妊娠经历可能会造成重大的精神和情感创伤；而其他女性可能会享受和庆祝妊娠，把它作为一种恢复身体和生活的方式。对于许多女性来说，可能会同时有多种感觉和情绪，或者取决于妊娠的阶段或分娩的经历。不管女性感觉如何，在妊娠的过程中，有一些照顾的行为可以支持她。这包括积极倾听、感同身受、意识到创伤或痛苦的非语言表达。照顾者的连续性是建立信任关系的重要组成部分，在这种关系中，女性不需要不断重复她的故事，这可能导致她可能重新经历创伤。

重要的是，作为一线助产士，我们在为性暴力和性虐待的幸存者提供护理和支持方面并不孤单。我们可以与幸存者讨论她是否想转介到心理服务，改善获得心理治疗（Improving Access to Psychological Therapies，IAPT）或专家围产期心理健康服务效果很好。同样重要的是，要让她放心，无论当时的情况如何，事情发生的时间有多长，涉及的人是谁，如果她想报警，有人已经准备好，等待着听她说，她会被相信。妊娠可能是一个巨大的个人变化和重新评估的时期。作为助产士，我们的职责是与女性同行，而不是强迫她们采取任何特定的行动。

四、现代奴隶制

"现代奴隶制"是一个相对较新的术语，它包括人口贩运，但也包括其他人权问题，如奴役罪、强迫和强制劳动。该定义在英国 2015 年现代奴隶制法案（UK Government，2015）中提供，该法案引入了总括术语（STOP THE TRAFFIK，2017）。无论他们是否为特定目的而被招募或运输，他们都可能成为现代奴隶制的受害者。

人口贩卖和现代奴役每天都在英国发生，影响着成千上万的男人、女人和儿童。受害者往往需要保健服务来治疗性健康问题和妊娠等问题，这些问题可能与性剥削有关。这给了 NHS 一个独特的机会来改变这些受害者的生活（STOP THE TRAFFIK，2017）。对于助产士来说，与所有复杂的情况一样，面对这样的情况可能会引发焦虑。我们可能害怕错误地发现问题或完全忽略它们。当我们试图支持处于潜在危险环境中的女性时，我们可能会感到力不从心。她们的生活可能很复杂，涉及性暴力或性虐待和剥削，并可能导致药物滥用或精神疾病。同样，我们需要尽可能地了解情况，并了解我们当地的支持和推荐流程。然而，除此之外，至关重要的是，我们继续在助产实践的核心原则内行动，将安全、护理、沟通和尊重作为我们工作的核心。

（一）可用资源

英国健康教育部门开发了一个免费的电子学习模块，用于培训 NHS 的工作人员。这个在线资源提供了现代奴隶制问题的概述。它的目的是帮助所有卫生保健人员认识到有人被贩运的迹象，并有信心采取适当行动。

病例研究 4-4

一名孕妇由救护车送往产科分诊部。她不会说英语，所以安排了一名翻译。她通过翻译说，这次妊娠没有预约，到目前为止她没有接受任何产前检查，她不确定她是否妊娠（她显然妊娠了）。她知道妊娠，但没有获得产妇护理，因为她旅行了很长时间，2 天前才抵达该国。她说，她来自厄立特里亚，她的父母在那里被杀害，她 14 岁时（13 年前）被迫结婚。此后，她逃离出来，通过不同的国家，使用不同的交通工具（包括飞机、火车和卡车）来到了英国。她说自己在旅途中遭受了精神、性虐待和身体虐待。她来到英国时身无分文，也没有任何身份证明文件。她说，她不知道自己在哪里，也很害怕带她来这里的人。

病例管理

首先，需要对母亲和胎儿进行全面的健康评估。因为英语不是该孕妇的第一语言，所以安排翻译非常重要。这个孕妇是独自来就诊的，然而，有时候，如果怀疑有人口贩卖的嫌疑，陪同该女性的人不能担任翻译，应要求其离开，以便与该女性单独交谈。

这名女子说，她担心自己的安全；要跟她问询她害怕的人，以及她害怕他们会做什么，让她放心，她在医院是安全的，如果没有安全的计划，她不会出院。

在这种情况下，应该遵循当地的保障政策和程序，如果你不确定该怎么做，就汇报给你的上级管理者、产妇协调员和（或）能够支持你的保障团队成员。

获得同意后，应向联系该女性居住的紧急转诊儿童服务机构，但并不是强制性转诊。考虑到女性的安全和无助，在征得女性同意的情况下，也可以由成年人来保护转诊。让她放心，这些转诊是为了保护她和她未出生的孩子，并确保她得到适当的帮助。

询问这位女士是否愿意向警方报告她的遭遇。如果她愿意，可以在她住院期间安排。如果她不想报警，那么她的意愿应该得到尊重，她应该得到保证，如果她在任何时候改变了主意，可以随时帮她报警。

英国国家移交机制（National Referral Mechanism，NRM）是一个独立机构，其核心是采用多机构合作方式确定人口贩运和现代奴隶制受害者，并将他们移交给适当的支持机构。第一反应人员（包括警察、移民当局、地方当局和某些非政府组织）可将所有疑似受害者转介给主管机构，由其决定该个人是否为受害者。卫生专业人员不是第一反应人员，他们的责任是保护女性，并向第一反应人员（在这种情况下是社会护理或警察）提供适当的转诊。对于成年人来说，NRM 是一个自愿的过程，需要他们的同意。即使受害者拒绝加入 NRM，他们仍然可能是现代奴隶制或贩运的受害者。对于 18 岁以下的儿童和青少年，不需要同意即可启动 NRM 程序［Crown Prosecution Service（CPS），2019］。

除了担心女性的身体健康，她所承受的创伤也会对她的精神健康和情绪健康产生影响。症状可能包括创伤后应激障碍、抑郁、自杀意念、内疚和羞耻、自卑和不自信、情绪退缩和不稳定的情绪变化。应转诊到最能支持她的心理服务机构，包括围产期心理健康专家小组。

在进行了彻底的评估以确保其安全并安排好适当的后续护理前，不应让该女性出院。

（二）药物滥用

作为卫生保健从业者，药物滥用是一个复杂的社会心理护理领域，我们可能会经常遇到。药物滥用可影响各行各业的女性，可能涉及一种或多种药物。不同的药物会对服用者的精神和身体状态产生不同的影响，对胎儿也会产生不同的影响。重要的是，要评估每一种情况的优点，意识到潜在的安全问题，并注意到不只是生活混乱的女性需要关注。对混乱生活方式的判断是主观的，刻板印象可能会影响我们的判断。我们可能低估了那些生活看起来非常复杂的女性的能力，而高估了那些似乎能应付生活的女性的能力。同样重要的是要记住，正如我们在本章中所看到的，女性可能会面临各种各样的问题；药物滥用可能是精神困扰的原因和后果，而精神困扰本身可能是性虐待或家庭虐待、贩卖或其他复杂因素的结果。

病例研究 4-5

一名叫作 Toni 的女性被送来检查，她在夜间被送到急诊室，因为她在公共场所睡觉，据推测她可能使用了非法药物。Toni 是名 G_8P_6 孕妇，所有的孩子都不由她照顾。据称，Toni 仍在使用海洛因和其他非法街头毒品。床边超声显示，她妊娠约 32 周，在这次妊娠中，她从没有接受产前检查，因此她目前没有预约。这名女子有犯罪史，在妊娠初期曾入狱。

1. 病例管理

应遵守当地的政策和指导方针，如果你觉得需要任何建议或支持，应联系你的上级管理者、协调员或保卫团队的成员。

如果这家医院可以对 Toni 做出诊疗，应该立刻给她预约下一次产前检查，她的情况应该被讨论，包括以下方面。

- 她的身体和精神健康，以及她的个人、社会、教育或就业情况（这可能需要更深入的评估）。
- 她的药物使用（包括使用的类型、管理和频率）（NICE，2017）。

如果认为 Toni 是静脉注射药物，除了常规的血液检查外，还应提供丙型肝炎筛查。

询问 Toni，她是否因为滥用药物而得到过毒品治疗机构帮助。如果她还没有得到帮助，并且希望得到帮助，她可以被转介给她的全科医生，他们可以与她进一步讨论细节并安排治疗。另外一种选择是指导该孕妇到当地的毒品治疗服务机构。除了 NHS，还有慈善机构、私人毒品和酒精治疗组织可以提供帮助。在初步评估后，将讨论治疗方案，并与患者商定治疗方案。可以引导她到当地的服务团体，并分配一名专门的工作人员在治疗过程中支持她。也可以提供心理支持（NHS Choices，2019）。

2. 提示

如果女性找不到合适的支持，可以拨打咨询电话，联系 0300 123 6600 与之讨论所需要的帮助。

毒品和酒精会影响一个人的精神健康，因此需要与 Toni 讨论这些内容，并在 Toni 同意的情况下转诊到适当的服务机构，如谈话治疗、女性健康咨询、围产期心理健康专家服务或通过药物服务获得心理支持。这也可能进一步发现她的历史问题，如童年遭受性虐待或创伤。这些将有助于制订整体护理计划。

像 Toni 这样的情况，不可避免地会有多个机构参与，包括法院、社会工作者、警察、卫生探视者和全科医生服务的各种专业人员。作为助产士，我们需要牢记我们的核心作用是为孕妇和生育女性提供护理，并确保我们的护理是非评判性和支持性的。这本身就具有挑战性，需要自我意识和一种机制来支持我们的结果。

实践知识点

以下是一些适合助产士介入的领域。

- 常规进行尿液毒理学检查，在产检时和后续预约时（经同意）。
- 应该向儿童福利院紧急转诊，并告知 Toni 这样做的原因。
- Toni 应该去看产科医生，定期做产检超声。还应安排助产士进行后续产前检查的预约。在可能的情况下，应保证跟进护理人员的连续性，因为这减少了孕妇不断重复她的故事，有证据表明，这会使孕妇和她的孩子取得更好的结果（NHS England，2018）。如有可能，预约产前检查的时间应与医生和检查时间一致，以减少预约的总次数。
- 出院前，Toni 应该接受检查，看她是否有宿所，是否感觉安全，只有在确认后才可以出院。
- 应联系 Toni 的全科医生，以确保他或她知道妊娠和医院的情况，并查看是否有任何与她的产妇护理相关的信息。
- 如果预计婴儿在出生时 / 出生后可能需要额外护理，最好提前告知新生儿团队，以便他们了解病史并提前做护理计划。如果婴儿不能和母亲在一起，需要和婴儿母亲进行讨论，以便她知道出生后会发生什么。

在这种情况下，由于孕妇妊娠周数大，并且有可能早产，多学科和多机构的工作是确保母亲和婴儿获得有效护理和安全规划的关键。

结论

本章给出了关于照顾有复杂社会需求的女性的关键要点，这可能与心理健康问题有关。除了讨论的具体问题，还提醒助产士需要诚实、开放的沟通，将每个病患都视为有价值的个体，与多学科团队一起工作。尽管我们有时会在复杂的情况下感到无能为力，但通过突出助产士的核心作用，并坚持护理和助产委员会（Nursing and Midwifery Council，NMC）守则的原则，我们应该提供有尊严的护理和支持。重要的是，无论我们多么想解决一切问题，助产士只能在我们的专业领域和实践范围内影响病情和提供护理。不管在什么情况下，我们倾听、关心和陪伴他人的技能都是无价的。本章通过为助产士提供实践工具包的一系列方法和资源来支持这些核心技能。

复习要点

- 你能想到你曾经照顾过一个有复杂社会问题的女人吗？如果是这样，对她的心理健康有什么影响？
- 你能确定是什么因素导致女性体验到社会复杂性吗？是心理健康问题，生活环境还是虐待史？
- 照顾一个有复杂社会问题的女人让你有什么感觉？你觉得护理提供的哪一方面最具挑战性？

第 5 章　心理健康和文化视角

Mental health and cultural perspectives

Cathy Ashwin　著

李慧君　徐宁骏　译

纵观历史，孕产一直被描绘为女性的终极目标。假使一位女性得知自己可能无法生育，内心肯定会焦灼万分。对于深受传统文化影响的家庭或社会的女性而言，生儿育女更是人生大事。但是，为人之母并不总是"幸福的故事"。处于围产期的女性会出现各种不同的情绪表现，从欣喜若狂到喜怒无常、焦虑抑郁，乃至发生产褥期精神病等严重的精神疾病。Raynor（2014）认为，为人之母的身份转变涉及身体和社会心理等方面，此阶段的女性尤为脆弱，还会影响亲朋好友。本书其他章节对孕产妇心理健康方面的变化已经有了深入的讨论。

本章从文化视角探讨围产期女性的心理健康。世界各地几乎都存在将精神疾病污名化的现象。但对于生活在特定文化群体中的部分女性来说，被"贴上"精神病的标签，就会有很高的概率面临被排挤的风险。这些女性和家人可能会被极度孤立。他们害怕遭受心理健康相关的偏见和污名，不会寻求外界的帮助。本章探讨其背后的原因，突显文化差异，为了解社会信仰体系的构建如何对女性及其家庭产生负面影响提出独到的见解。

本章利用病例分析围产期女性健康幸福跨文化影响的异同。病例中女性的心声证实了追求"完美"母亲形象是多么可怕且根深蒂固。这种理念不仅影响女性的健康幸福，还会影响她的家庭。此外，这些理念不仅影响某一类女性，还跨越阶级和文化，具有文化共性。出于隐私和保密的要求，她们的名字做了更改（NMC，2018）。

一、助产士作用

文化信仰深深扎根于家庭和社区之中，往往出现在具有显性等级制度的社会中。助产士也不能免受这些观念的影响。在这样的环境中工作的助产士支持分娩期的女性和家庭时可能会出现矛盾的心理。一方面，助产士必须具有专业精神，能够提供可靠的循证护理；另一方面，她❶很可能会与传统文化信仰做斗争，从而引发内心冲突。

助产士的服务对象包括来自不同文化背景的本国女性和家庭，以及那些移居到对分娩抱有不同信仰和理念的国家的女性。这类女性给助产士的工作带来挑战，因为后者可能没有意识到一些饱经历史沧桑的传统和文化信仰也随着移民家庭来到了新国度和新环境。助产士必须要注意这些问题。更重要的是，一定不要将自己的文化信仰强加给女性，不然可能会因双方缺乏相互理解而造成苦恼。

此外，暂且抛开文化差异不谈，围产期女性的许多心理健康问题和担忧超越了所有障碍，如文化、阶层、种族和经产次数等。作为助产士，我们要为女性和家庭提供富有同理心的护理。同时，我们也有责任追求专业持续性发展，以增加对围产期心理健康（perinatal mental health，PMH）的认知和理解，并融入文化多样性。作为"负责任的注册助产士从业者专业标准"的管理条例，英国护理和助产士委员会（Nursing and Midwifery Council，NMC）守则的中心内容主要基于四个主题展开（NMC，2018）。

这些主题为计划护理提供了极佳的框架，在女性护理的各个方面都必须考虑和遵守，围产期心理健康护理也不例外。

- 以人为本。
- 有效练习。
- 安全维护。
- 提高专业水平和促进信任。

向母亲角色的转变可能是女性体验人生幸福快乐的催化剂，但有时也因自己的自主性受到威胁、在家庭和社会中的地位发生了变化而感到不幸、悲伤或无法胜任。助产士可以通过倾听女性的心声、与之建立良好关系让她有信心倾诉担忧的情绪，从而在支持其角色变化方面发挥关键作用。为了建立双方之间的良好关

---

❶ 本章均使用女性的"她"，但我们也意识到本章话题也包括男性助产士和护理人员。

系，助产士需要探索自己的感受和文化信仰，以便更好地了解女性作为好母亲和好伴侣两个角色之间的矛盾；更为重要的是，还要了解女性对自己的新角色充满信心这一全新的认知。

二、专业意识

由于文化信仰也和护理人员有关，因此助产士也有可能不愿意提及围产期心理健康，因为这可能与她们的生活方式格格不入。然而，即便是显性障碍已经消除，她们愿意向女性询问围产期心理健康相关问题，许多助产士缺乏支持女性的信心。Phoosuwan、Lundberg、Phuthomdee 和 Eriksson（2020）研究发现，公共卫生专业人员感觉无法确定和控制围产期抑郁症的症状，因为他们缺乏足够的自我效能来提供所需的帮助。该研究涉及通过培训提高公共卫生专业人员的自我效能。被研究的焦点小组在访谈中谈及自身缺乏有关围产期心理健康的知识，表述如下。

> "参加培训之前，我只关注孕妇的身体健康，并没有注意到她们的心理健康。但是培训之后，我注重为女性提供更多的心理健康促进措施（FGD1）。"

> "我们若是知道该女性在妊娠期间或分娩后处于危险之中，我们本应该组建多学科团队一起跟进，并为她提供更有针对性的帮助（FGD3）（Pboosuwan 等，2020）。"

第二个例子清楚地表明当事人缺乏对健康问题的认识。如果可以在其他国家实施更多这样的培训，那么世界各地的女性可能会更有机会向他人诉说心中的痛苦和抑郁情绪。

这项研究表明，包括助产士在内的许多卫生专业人员（尽管自认为是有爱心的卫生服务人员）并没有意识到围产期心理健康的诸多问题。部分医务人员有一定意识，却又缺乏为女性提供帮助或表明立场的勇气和信心。

三、历史视角

从历史上看，文化传统常常与宗教仪式相关联，共同展示人生的重大变化，其中最广为认可的人生三件大事是出生、婚姻和死亡。宗教仪式有助于意义赋予，可以指导和帮助家庭成员从人生的一个阶段过渡到另一个阶段。绝大多数国家将分娩前后这段时间视为女性和即将出生婴儿的危险期。因此，许多文化信仰聚焦保护女性，从而确保她和孩子的健康和安全。

一般来说，产妇分娩后 40 天被视为产褥期，我们至今仍然遵守这一认知。许多文化圈要求女性休息 40 天，如穆斯林文化。在伊斯兰教国家，分娩后女性被认为"不洁"，因此不能为自己或家人准备饭菜（Eberhard-Gran，Garthus-Niegal，Garthus Niegal，& Eskild，2010）。类似做法存在于墨西哥和拉丁美洲国家：在规定的 40 天休息时间里，产妇几乎不做家务，并给予特殊饮食以帮助恢复健康和体力。Eberhard-Gran 等（2010）还指出，食物和休息是分娩后恢复的重要组成部分。在日本、印度、尼日利亚、坦桑尼亚和肯尼亚等国家，女性分娩后经常回到娘家。此外，和现代的做法类似，在分娩前和分娩后产妇和婴儿都会收到礼物。不过，分娩前赠送礼物在许多文化中并不常见。然而，当今社会的"迎婴派对"变得越来越流行。这无形中增加了女性追求幸福感的压力，也被追求"完美母亲"的愿景消耗体力。Held 和 Rutherford（2012）研究了大众媒体对女性方面的描述和关注，认为大众仍然不愿将围产期心理健康问题与分娩联系起来。在成为母亲角色的过程中，文化发挥着双刃剑的作用。送礼是表达对新生命诞生感到高兴的方式之一，往往提供常需的物品，如食物、衣服，有时还提供护身符等保护婴儿的吉祥物。

所有这些习俗的出现都是为了支持新手母亲和养育宝宝，以确保生命的健康延续。然而，Gottlieb（1989）却认为，不让女性出入社交场所、认为她们不洁净、会对自己和他人构成危险等，都可以解释为对女性的压迫。此外，Gottlieb（1989）还认为这一概念根植于父权社会并延续至今。尽管如此，人们必须认识到分娩后有一段休息时间的好处：女性可以摆脱日常家务的苦差事，享受营养的食物和保持健康良好的心理状态。充分休息和健康饮食也有助于建立成功的母乳喂养，从而降低对婴儿的健康担忧。

北欧国家的早期历史文献中记录有对邪灵的恐惧。他们认为邪灵无处不在，所以需要保护围产期的女性免受其侵害（Eberhard-Gran 等，2010）。此外，这些地区的人们还认为女性在经期或分娩时不干净，是疾病的携带者，需要加以隔离。作者推断，经期或分娩本身可能会给女性带来羞耻及不安，当然文献没有相关记载。然而，夜幕降临时，当事人通常由其他女伴陪同，以助抵御可能入侵并造成伤害的邪灵。产褥期精神病造成的破坏性影响是否会被误认为是邪灵进入了女性的身体？没有确凿的证据支持这一观点，仅凭女性在夜间要求另外一名女性陪伴很难定论。Hanlon、Whitley、Wondimagegn、Alem 和 Prince（2009）探讨了影响尼日利亚孕妇或新手母亲的文化因素，谈及当地人认为孕妇非常脆弱极易受到超自然元素的折磨。

虽然与产妇相关的教堂仪式在当今社会已经日渐式微，洗礼业已衰落，但其背后也有深厚的文化传统。女性居家40天后参加教堂活动，代表着重新融入社会，摆脱不洁而易患疾病的观念导致的不圣洁状态（Eberhard-Gran 等，2010）。

世界上现存的许多习俗和仪式的影响范围虽有所减少，但某些社会习俗却发生变化。例如，在西方世界，大多数孕妇在医院分娩，40天的卧床期有所减少。一些女性在分娩后数小时内返回家中并从事往常的家务活动，这就剥夺了她们原本用以分娩后休养、养成母乳喂养和规律健康膳食习惯的必要时间。此外，家庭成员通常没有和产妇住在一起，原本家人照护是有助于分娩后身心恢复的。助产士的作用对于支持女性过渡到母亲角色并及早发现任何心理健康问题具有重要意义。但遗憾的是，如今的助产士并非总有能力提供相关的护理。因此缺乏家人的有力支持可能不利于分娩后女性保持良好的心理健康。过去的观察表明，没有遵循产后仪式更有可能发生产后抑郁症（Cox，1988）。然而，我们几乎没有证据证明遵守严格的产后仪式和强制隔离是否对围产期心理健康产生积极影响；同样，这些仪式是否会不利于女性的心理健康也未曾可知。充分休息和健康饮食已被证明有利于分娩后恢复。但是，在如此重要的时刻，远离家人、朋友和社交互动可能会事与愿违。

四、文化信仰

回顾历史，分娩一直受文化信仰和传统的影响，但许多人依然未能意识到围产期心理健康问题的重要性。正如上文所述，分娩通常被视为女性生命中奇妙而快乐的事件。然而，母亲的角色对于某些女性而言可能是内心矛盾的来源，她们害怕失去职场的身份和地位，从而无法完全接受母亲这一角色。宗教信仰也有可能导致有些女性强行压制焦虑，缄口不提围产期心理健康问题。

讲西班牙语和来自拉丁美洲国家（拉丁裔）的人们使用"玛丽亚主义"（Marianismo）一词来描述"传统女性形象"。Lara-Cinisomo、Wood 和 Fujimoto

（2019）认为"传统女性形象"包括美德、被动和优先考虑他人等品质。研究者发现，虽然这种形象似乎对妊娠期女性的心理健康没有影响，但确实是导致产后抑郁的原因之一。许多文化将宗教视为保护力量。然而，从另外一方面来看，宗教团体里的社会支持可能有助于降低这些女性的产后抑郁症（postnatal depression，PND）发病率（Mann，McKeown，Bacon，Vesselinov，& Bush，2007），这一观点可能存在争议。

对于生活在当今社会的女性来说，"玛丽亚主义"可能会引发巨大的内心动荡。过去，人们期待女性留在家中做家庭主妇，生儿育女和照顾丈夫。服从他人、优先考虑他人等行为被认为是一种常态。女性很少会冲破这种期望。许多情况下，她们的感受和情绪都被压制，任何心理问题基本上都遭到隐瞒。患有严重的且已暴露心理疾病的女性如果无法关在家中，通常被收入精神病医院。这不仅危害女性健康，还往往导致母婴分离。实际上，有许多女性在这种机构中待了很多年，有些还因病情恶劣而遭受终身监禁。表达焦虑或抑郁情绪是重要的入院标准，许多女性因害怕住院、失去婴儿而无法与任何人谈及自己的心理健康问题。当今社会的女性被认为"拥有一切"，但在围产期心理健康问题上仍然存在相似遭遇。无论家庭富裕还是出身一般，人们都希望女性拥有事业、金钱，能在维持家庭生活方面做出财务上的贡献。婴儿出生时，女性的家庭地位就受到威胁。无论她的财务安全与否，同样的困境都会出现。在某些情况下，那些外表自信、能力出众的女性受到的影响可能会更大，因为她们更不愿承认自己难以应对。

文化问题都有一个共同点，即女性一旦确定妊娠，一直到婴儿出生之后，她们的生活就会发生变化。文化期望会导致家庭、社会和职场出现冲突。一方面，女性可能希望待在家里，扮演母亲和家庭主妇这样的"传统"角色。然而，经济受限可能会阻碍这种愿望的实现，抑或是她可能害怕在通往"成功"的职业阶梯上失去机会。另一方面，如果女性真的选择待在家里，她可能会为丧失经济贡献而感到内疚，并害怕被视为懒惰或恐惧工作。在家里陪孩子可能不是女性想象的那样简单，她宁愿上班工作，因为她觉得24h居家照顾孩子难以忍受，也无助于启发思考；她还可能认为这不过是"文化"传统希望女性待在家里，不要重返工作岗位。

宗教文化信仰有助于理解围产心理健康。例如，在以色列的犹太人社区，人们总是习惯隐藏任何精神疾病方面的迹象，并避免寻求医疗帮助。Bina（2014）

指出，对于这种文化背景的女性而言，她们不求帮助，任何产后抑郁的感觉都被抑制，相关症状被正常化，而且还会引发对污名化的恐惧，从而进一步加剧了害怕被视为"不合格"母亲的焦虑心态。抑郁症患者不会寻求医疗专业人士的帮助，而是向拉比❶或家人求助。此外，Bina（2014）研究也认为阻止持有这种态度和产后抑郁的女性寻求专家帮助的原因来自病症本身。在以色列，此话题的相关资料和研究甚少，关于围产心理健康的报道也不多，这不禁引发思考：这是因为女性得到了宗教团体的支持，还是因为大家忽略了围产心理健康问题。如果是后者，那么需要做更多的工作鼓励女性寻求专业帮助，打破传统的文化束缚。如果放任不管，不良的围产心理健康可能会极大地影响女性及其家庭的未来。

在印度和巴基斯坦城市地区进行的研究表明（McCauley 等，2020），女性对围产心理健康变得越来越开明，但还有众多女性深受文化信仰和耻辱的困扰。由于害怕丈夫和家人的责骂，她们不愿对卫生保健专业人员敞开心扉。作者在印度工作时曾亲眼目睹，能否生育男婴仍然是许多女性关切和恐惧的问题。同样，McCauley 等研究人员（2020）对女性的采访发现，性别问题会导致部分女性压力倍增；有些女性因生了女婴而受到家庭的虐待。

在日本，给围产期的女性提供帮助和支持已有成效，但仍需加倍努力。某些日本女性之所以压制围产期焦虑和抑郁，是因为害怕被视为一个不称职的母亲。最近有关孕产妇死亡率的研究表明，在日本，每 10 万新生儿当中有 8.7 名产妇因自杀而死亡，高于部分西方国家（Suzuki，2018）。当然，围产心理健康问题正在得到解决，女性对家庭和文化传统的依赖也不那么普遍。过去，日本女性通常会由母亲照顾，会暂时搬回去和父母住在一起。这种做法被称为回故乡生产（Yoshida，Yamashita，Ueda，& Tashiro，2001）。当今社会，这种文化习俗正在衰落。日本政府现在开始认识到有必要为女性提供更多的支持。Tumi 是第一次做母亲并选择在英国分娩的日本女性，她信奉西方文化。下文摘自她有关日本方面的评论。

　　"近些年，日本民众对产后抑郁症的认识似乎有所提高，但分娩后母亲的护理从 2017 年才开始。"

---

❶ 拉比是犹太教教士，被认为是有学识之人。

"政府决定从 2017 年开始为母亲的产后护理投入更多资金。在此之前，产后护理的主要重点是婴儿，对母亲的帮助不够。现在所有的母亲都可以接受两次产后检查（分别为分娩后 2 周和分娩后 1 个月）。"

"我看到过一篇令人震惊的新闻报道，导致孕妇和生育后 1 年内女性死亡的罪魁祸首是自杀。显然，有必要为这些女性提供更多的帮助。"

"2018 年，只有 6.16% 的男性休了陪产假。在日本，长时间工作是常态。我认为母亲没有伴侣的支持并不罕见。社会压力也很大，如不鼓励在公共交通工具上使用婴儿推车和公开场合哺乳等，因此带着婴幼儿的女性很容易遭到孤立。"

Tumi 之所以决定在英国生产，原因之一是她觉得自己在妊娠和分娩期间更有能力参与护理，更有主动权。她认为，在英国生孩子更有参与感，更容易摆脱传统和生育医学化的束缚。

许多文化传统都有相似之处，如分娩后长达 40 天会鼓励母亲休息，不承担之前的家务工作，吃特殊食物，母婴同住等（Lui，Petrini，& Maloni，2015；Ma & Kong，2006）。尽管许多文化传统可能存在安全方面的问题，如在泥屋或马厩等地分娩、使用未经消毒的工具切割脐带，但"产妇卧床休息"的做法可能对心理健康有防护作用。

针对尼泊尔的研究表明（Sharma，van Teijlingen，& Simkhada，2016），包括当地萨满在内的村民和家庭成员都参与孕妇围产期生活，帮助和照顾女性的身心健康，但该研究没有提及女性的自身感受。作者认为，全面护理能够帮助女性预防围产心理健康疾病，但居家卧床也会让女性感到孤立，因为无法走出家门，而且往往是住在令她不自在或不熟悉的家里，如公婆家。Wong 和 Fisher（2009）认为，孤立感会导致产后抑郁症，加之缺乏专业帮助很可能会加剧和延长抑郁。世界各地的女性一直奋斗在如何将分娩有机"融入"日常生活之中的道路上。在英国，我们有足够的资源和支持力度，让女性认可她们的真实感受，不畏惧寻求帮助。但在某些情况下，文化传统仍然盛行。病例研究 5-1 旨在说明身处充满关爱的社会里，一位职业女性妊娠后在保持精神健全和个人自信方面面临的挣扎。

病例研究 5-1

　　Marie（化名），全职助产士，初次妊娠。她向单位提出申请，要求休完产假后每周只工作两个晚上。助产主任认为该申请不合理，要求 Marie 分娩后 6 周就重返工作岗位才同意她的申请。这件事情引起了很多人的焦虑。首先，丈夫不支持她的做法，并暗示如果 Marie 不重返全职工作，他们家将陷入经济困难，那就更加糟糕了。妊娠原本就是个意外，丈夫很难接受新生儿带来的生活变化。Marie 的母亲却坚信女性应该留在家里照顾婴儿，她不赞成 Marie 重回工作岗位。Marie 觉得自己得不到家人的支持，在妊娠快要结束时变得非常焦虑。因为喜欢助产士这份工作，她自己其实想重返工作岗位，但同时又无法想象自己怎么可以这么早离开孩子去工作。保住工作的唯一方法是同意分娩后 6 周返回工作，才能每周只上两个晚班。这种纠结于工作、丈夫和母亲的矛盾情绪萦绕心头，从妊娠开始一直延续到分娩后的几周，甚至几个月。Marie 觉得身边没有一个可以谈心的人，变得不再感恩，完全忽视了幸福的一面，即使她已经拥有房子、孩子和家人。之后，Marie 患上了产后抑郁症，但 8 周后重返工作岗位（前提是年假有 2 周）。然而，抑郁症未得到治疗，Marie 就靠个人习惯机械式地度过了几个月，因为害怕被视为无法应对分娩后的生活。她也很难处理好与孩子的关系。Marie 觉得自己不能太牵挂孩子，害怕这会使重返工作变得更加困难。抑郁症一直持续到 Marie 第二次妊娠，她找了一位能够为她提供帮助的助产士才有所好转。这一次，她得到了家人和助产士经理更多的支持，并且比第一次更迟重返工作岗位。如今对 Marie 来说，抑郁症并没有真正发作，而是一直若隐若现，不过她已经有了应对策略。

　　现在大家从书中读到的 Marie 的故事只不过是她的生活片段，这反映了一个女性经历重大的人生转变，却无法摆脱文化信仰和不得不做出违背家庭传统和文化的决定而内疚。丈夫埋怨她要为妊娠负责，她又因无法全职照顾婴儿惹恼了自己的母亲而感到不安，还因为不符合国家医疗服务体系相关规定而受到威胁（即可能会被解雇）。为了更好地支持女性度过生育之旅，我们在打破文化障碍和信仰方面还有很多工作要做。助产士必须掌握与女性生活相关的文化背景技能和知识，与女性建立信任关系，使她们能够真正敞开心扉（图 5-1 和图 5-2）。

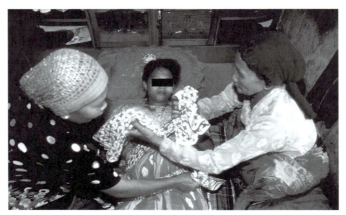

▲ 图 5-1　一名尼泊尔传统助产士正在为年轻女性分娩做准备
图片由 Nancy Durrell-McKenna，Safehands 提供

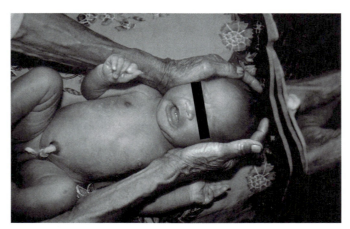

▲ 图 5-2　尼泊尔的新生儿
图片由 Nancy Durrell-McKenna，Safehands 提供

五、文化信仰的积极影响

审视历史，抑或着眼现代，传统文化信仰对分娩总是利弊交织。助产士必须要有清醒的认识，在帮助围产期女性时要尊重女性及其家庭的文化信仰。我们不能将自己的信仰强加于她人，也不能否定女性持有的信仰，否则就有可能破坏双

方的关系，并有失去信任和信心的风险。此外，如果缺少开诚布公，我们照顾的女性可能会遭受心理健康问题。身为助产士，我们也不能声称自己了解服务对象的全部文化历史，毕竟我们生活和工作在一个多元化的社会之中。

在澳大利亚农村和偏远地区的土著社区，人们为了女性"更安全"或"更美好"而做出的改变便是极佳病例。当地土著人认为，妊娠、分娩和分娩后的一段时间与土地和周围的植物保持联系至关重要。Marriott 和 Ferguson Hill（2014）的研究也表明，女性、婴儿和家人的健康牢牢植根于与他们的国家或故土相关的信念之中，故在异乡分娩影响女性的心理健康。尽管如此，许多女性选择离开家人，从偏远农村来到数英里外的医疗场所分娩。她们认为这对母亲和婴儿都更安全。不得不离开家庭和朋友的舒适圈，也就意味着远离原有的文化习惯，这不仅有害于女性，让她们痛苦难受，还会对所有相关人员造成长期的负面影响，包括母子关系、心理健康和孩子的免疫系统等。

Stewart（1999）在与西澳大利亚沃蒙社区的女性讨论文化习俗和分娩时发现，不仅需要保护女性的身体健康，还需要关注她们的精神健康。这群女性相互分享相似的分娩经历，诉说她们远离男人，居住在临时搭建的帐篷里，由年长女性照顾她们，直到孩子出生。她们一起祈祷，还用暖和的白千层树皮来减轻生产的痛苦。孩子出生后，她们通常会埋葬胎盘。助产士和医务辅助人员在照顾远离家乡的女性时必须考虑这些因素，并努力满足她们的特殊要求，如允许女性将胎盘带回家埋葬或举行增加母子联系的象征性仪式等。Middleton（2006）指出，这些做法可以提高故土、母亲和婴儿之间的联系。当然，改变是不可避免的，故一些土著女性会遭受围产期心理健康的困扰。为了帮助她们，Marriott 和 Ferguson Hill（2014）提倡利用合适的筛查工具，如爱丁堡产后抑郁量表（Edinburgh Postnatal Depression Scale，EPDS）机制已经考虑到文化敏感性问题并进行了调整和应用。另外，还可推广使用由西澳土著社区卫生服务机构（Aboriginal Community Health Services，ACCHS）设计的心理保健服务，该做法专门针对土著女性，并考虑了文化因素。

历史文化习俗方面的做法并不总被视为能有助于支持围产期的女性；然而，社会支持和充分休息的价值不容忽视。LeMasters 等（2020）探索了流行于巴基斯坦苏菲教派被称之为 chilla 的做法，即静坐 40 天。分娩后 40 天内的女性会实行 chilla，这对预防产后抑郁有益。不参加 chilla 活动的女性似乎更有可能患上产后抑郁症，由于母亲角色引发的矛盾焦虑感也更严重。

六、心理健康的文化风险因素

任何女性在妊娠、分娩和分娩后都会引发产后抑郁，只是程度不同而已。尽管确切原因并不明显，但许多因素触发抑郁症的潜在诱因，包括贫困、缺乏支持、伴侣虐待、关系不稳定和本身的心理问题等。文化因素会让事情更复杂。例如，某些国家的女性可能会面临生产男孩的压力，男女双方的家长可能也会过多干扰子女的生活（Li 等，2020）。此外，Li 等（2020）还认为，由于某些国家的产科医生没有时间提供分娩后健康方面的指导，女性只能依赖传统做法，如不洗澡、热饮热食、居家 40 天（即坐月子）（Liu 等，2015）。

另外可能导致围产期心理健康问题的重要因素是某些国家的特殊生育政策（Liu 等，2015）。该政策于 2016 年被废除后每个家庭可生两个孩子，这给那些渴望生男孩的家庭增加了额外的压力。此外，Ma 和 Kong（2006）认为，由于文化习俗使然，为了怀上健康宝宝，妊娠期食物摄入大量增加，同时又缺乏锻炼，结果大量的剖宫产手术率增加。加上女性又担心妊娠增加就业困难等顾虑，提高了分娩后并发症发生的可能性，增加了罹患产后抑郁的风险。

生男孩的想法在尼日利亚也很普遍，当地女性患上产后抑郁的风险很高。另外，Adeponle、Groleau、Kola、Kirmayer 和 Gureje（2017）认为，产后抑郁是一种复杂现象，会因文化传统和社会关系而加剧。

在尼日利亚，单亲家庭仍然是一件丢脸的事。单亲父母害怕自己在生育这件事情上离经叛道从而造成连带后果（Hanlon 等，2009）。尽管妇幼保健诊所已有助产士，但身处宗教场所之时，许多尼日利亚女性还会受到传统信仰（如伊斯兰教和约鲁巴）治疗师的影响。Adeponle 等（2017）在研究围产期心理健康相关概念时曾言，女性会用与其社会环境相关的身体健康术语来描述心理健康。头痛、分娩引起的精神问题、失眠、压力和忧郁 / 抑郁等健康问题都归因于冷漠的伴侣、姻亲问题、想要男孩、精神攻击和无法休息等。Adeponle 等（2017）的研究还发现其他常见的要因：女性居家时，一方面想要努力实现自我效能和情绪控制；另一方面又觉得有种束缚感，无法出门，不得不接受他人的照顾和遵照传统习俗行事。

Mwape、McGuinness、Dixey 和 Johnson（2012）认为，新晋母亲这样的角色调整会大大增加罹患抑郁的风险。研究赞比亚女性的生活后，他们发现当地产后抑郁的发病率高于高收入国家，认为在很大程度上是文化限制使然。在赞比亚等国，围产期心理健康问题尚未得到广泛认可，因此没有女性谈论她们的感受。Mwape 等（2012）也发现了与文化相关的顾虑，如获得性免疫缺陷综合征检测引发的耻辱、被迫与伴侣的家庭一起生活、婚姻状况等。从文化层面上讲，非常多（虽然不是全部）的非洲男性要么抛弃妊娠期的伴侣，要么实行一夫多妻制，这都有损女性的心理健康。

与许多其他文化一样，韩国女性在分娩后长达 3 周内由母亲或婆婆居家照顾；当地人称这种做法为"产妇调理"（Song，Chae，Jung，Yang，& Kim，2020）。然而，正如世界其他地区一样，在如今的韩国，核心家庭成员之间的关系并不像过去那么紧密。许多人为了寻找工作机会和追求更好的生活方式而搬家，这会影响女性为人之母历程中的心理健康，她的家人也无法幸免于难。为了帮助没有家人照顾的女性，韩国成立了独立运营、商业性质的产妇调理院（Choi & Jung，2017），女性出院后会前往产妇调理院住约 2 周，这似乎为女性恢复身体健康、远离常规家务、熟悉母乳喂养提供了绝佳机会，但实际情况并不理想。某些女性从中受益过度，住在产妇调理院期间有时无须照看婴儿，回到家中，她们才发现自己没有做好照顾新生儿的心理准备。除了伴侣之外，其他家庭成员不允许与产妇一同住在调理院。Song 和 Park（2010）发现，入住过产妇调理院的女性在应对能力上不如未入住过该机构的女性。前者的心理负担更重，产后抑郁程度更深。目前就同室育婴、更多家庭成员参与产妇照顾等方面正在进行深入研究，以便有助于实现更长远的家庭目标。当然，那些远离近亲的家庭无法从中受益，他们可能仍需这些额外的帮助。

七、心理支持的障碍因素

尽管心理健康问题的关注度有所增加，仍有许多女性不敢承认自己遭受精神疾病的折磨。在女性身处人生重要时刻之时，助产士因其独特的身份与其接触甚频，她们居然也没意识到女性的心理健康问题（Viveiros & Darling，2019）。在缺少助产士和其他医疗卫生专业人员帮助的情况下，女性要想获得外界支持的难度可想而知。于是，她们只能依赖家庭或宗教团体（Bina，2014）。此外，Viveiros 和 Darling（2019）的研究表明，因为产后服务提供者缺乏跨文化能力（Hauck 等，2015）和潜意识的污名；许多人无法接受围产心理健康方面的疾病

（Edge，2010）。文化认同感也会阻止她们寻求帮助（Edge，2010），主动寻求帮助被认为是件丢脸的事（Peeler，Stedman，Cheung Chung，& Skirton，2018）。

病例研究 5-2　居住在英国的罗马尼亚裔女性（Dr Silvia Gerea）的围产期心理健康

罗马尼亚全社会一直认为患上产后抑郁症等围产期精神疾病是件不光彩的事。女性会想方设法掩藏抑郁的迹象，有时候会引发直接后果，如抑郁症状转变为设想伤害自己或婴儿等。据我个人经验来看，东欧文化往往迫切要求女性分娩后便迅速重新融入社会。女性在经历为人之母的角色转变之时，其心理健康可能会受这种社会期待的影响。

我拥有罗马尼亚和英国双国籍。作为一名心理学家，我发现许多罗马尼亚裔患者需要心理健康方面的帮助。她们害怕自己的心理健康问题被全科医生或其他卫生保健专业人员知晓，然后社会服务部门也就知道了，那么孩子就会被带走，或者社会工作者就会上门调查。大多数罗马尼亚裔患者害怕未知事物，不了解国家医疗服务体系或对护理程序一知半解，已经在罗马尼亚社区中引发了许多市井传说，因而即使拥有留在英国的合法权利也害怕被驱逐回国。因此，降低她们的恐惧心态、鼓励她们向国家医疗服务机构寻求心理健康支持才是要事。

在向罗马尼亚女性提供围产期心理健康支持方面还有提升空间。例如，为身处"母婴保健机构"接受分娩后心理治疗的女性、因出于保护儿童方面的考虑而与婴儿分离的女性提供帮助等。

罗马尼亚女性面临的文化挑战主要是缺乏对围产期心理健康的了解。此外，国家医疗服务机构提供围产期心理健康服务时也缺少与相关专家之间的合作。

如想帮助罗马尼亚社区减少恐惧心态，可召开信息公开会议来解释医疗保健系统的运作机制，并允许与会人员询问相关问题。

几年前，这个设想在拥有罗马尼亚文化背景的社会工作者和专业人士那里得到了成功的检验。我们在罗马尼亚社区中心组织了免费的信息公开研讨会，参会的罗马尼亚裔既可以咨询信息，也可以听取专家讲座，帮助罗马尼亚社区融入文化多样性的英国社会可以丰富他们的知识储备，提高他们的理解力，增加他们的包容性。

由于某些政治文化的原因，罗马尼亚对心理学、心理治疗和精神病学漠不关心，态度消极。在传统政治文化之下，罹患精神疾病被视为一种耻辱，慢慢地形成这种负面的思维模式。到目前为止，精神疾病一直被污名化。

产后抑郁症往往因缺少及时诊断和延误治疗而进一步恶化。在英国罗马尼亚社区工作期间，我遇到过的许多女性都不愿承认自己沮丧的心态，害怕因此被定性为"坏母亲"，抑或是惧怕由此就无法照顾自己的孩子。许多人不明白自己到底出了什么问题，也不了解其实可以通过与助产士或卫生健康专员交谈来获得帮助。

我告诉她们需要留出时间从妊娠和分娩中恢复过来，并适应母亲这个新角色。女性在生孩子的同时，母亲的角色也诞生了。在治疗围产期心理健康问题之时，了解每一个女性的个人背景、病史和持有的信仰对卫生保健专业人员来说都非常重要。

赋予母亲权利对于康复很重要。围产期心理健康问题是一种病，并不是证明女性已为人母的标志。我总是对患者说，"你属于你自己，而不属于你的疾病"。

在围产心理健康方面缺乏跨文化知识可能会阻碍助产士为女性提供健康支持。Viveiros 和 Darling（2019）的研究进一步发现，语言障碍会让女性的健康问题雪上加霜。此外，爱丁堡产后抑郁量表等筛查工具也不一定是检测围产心理健康问题的灵丹妙药。受语言不通影响最大的女性往往也是社会中最弱势的群体，如难民和少数族裔等。

根据 McCauley 等（2020）的研究，印度和巴基斯坦女性认为心理健康是个人问题，不应向卫生保健提供者披露此类信息。毕竟患上精神类疾病很丢脸，让人惧怕、难堪。但还有少数女性担心披露心理健康问题会惹丈夫生气，害怕失去家人的护理。另外还有女性觉得不能再加重卫生保健专业人员的烦恼，毕竟他们已经超负荷工作，说了也无济于事。最后，接受访谈的女性还提到她们希望卫生保健专业人员能有更强的同理心，并保护她们的个人隐私。

女性与专业人员双方缺乏信任也是一个问题，还会导致连锁反应。女性惧怕向自己不信任的人透露焦虑心态。与此同时，助产士出于防止女性拒绝接受帮助的原因也不愿主动谈及此类话题。然而，Higgins 等（2018）认为助产士应该要跨越这一障碍，建立更强的信心与女性沟通。助产士可以通过专业化的继续教育培训，掌握与女性讨论围产心理健康的沟通技巧，提高沟通能力。

八、共性文化因素

所有国家都存在与分娩有关的传统做法和实践经验。本章对某些使用护身符、小物件和特殊仪式来驱邪等仪式没有花费过多笔墨。很多仪式做法虽然在形式上可能有所不同，但本质上应该是超越民族，具有共性。

此外，世界各地女性的烦心事也大同小异，是围产期女性心理健康欠佳的罪魁祸首，还会引发抑郁症（表 5-1）。

表 5-1　可能影响围产期心理健康的共性文化因素

因　素	具体场合
孩子的性别	喜欢男孩（甚至存在于某些西方文化中）
姻亲 / 父母	可以被视为有益或有害心理健康
婚姻状况	未婚生育即耻辱
财政	经济困难时会成为负担，害怕家庭虐待 / 暴力
健康	良好的身体健康有助于心理健康，但不能保证。有些文化传统建议围产期不能运动
营养	可以有助于心理健康
支持	助产服务并不总是可用
自我效能感	在压迫性环境中保护因素难以实现

在女性生命中的重要时期，有些国家并没有为她们提供受过严格训练的助产士，专业从事产后抑郁护理的助产士就更少了，当地女性也就无从寻求治疗了。正如上文所述，尼日利亚的女性经常因为自己的情绪问题而自责，她们的人生选择是引发抑郁症的原因。在英国等国家工作的助产士必须认识到一些外国女性已经移民到本国的事实。因此，助产士应做好开导和帮助她们的准备，工作中遇到超出自己能力范围的问题时还能做好适当的引荐工作（NMC，2018）。

结论

文化信仰影响围产期女性的心理健康，还有可能影响女性的人生幸福。从历史和文化的角度研究女性照护的不同模式，可总结得出共性一面。充分休息和健康饮食似乎是普遍认知，这的确有助于康复和哺乳。然而，这两种做法有时候并不完全符合女性和家庭的利益，还会产生不必要的压力和焦虑。此外，还应考虑伴侣的因素：某些文化基本上不注重伴侣的陪伴和照顾，有些研究者认为这样不利新家庭的成长。有些观点和做法已根深蒂固，其包含的情感依恋与我们熟悉的文化传统并不相同。这点从世界各地对待育龄女性的各种做法就可见一斑。助产士首先需要审视自己的文化信仰和传统做法，这可能异于她们照看的女性和家庭。助产士还要恪守职业精神和坚守保密职责，不能让自己的个人信仰妨碍护理工作。作为卫生保健专业人员，除非母亲或婴儿存在安全风险，不然必须秉持公正。

女性只有在不受恐惧支配或被他人评头论足的情况下才能畅所欲言。助产士有责任主动了解不同的文化观点，这样才能为所有人提供高质量的助产护理。在使用爱丁堡产后抑郁量表等工具评估围产期心理健康时，助产士必须注意产妇的文化背景，以及任何阻碍有效评估的语言沟通问题，缺乏了解可能会延迟甚至阻碍正确治疗。在适当的情况下提供连续性护理，以便在产妇和助产士之间建立诚实和有意义的关系，从而进行开诚布公的谈话。最后，虽然有些女性会患上围产期精神疾病，但深入了解可能影响女性健康的文化问题会有助于规划适当的助产护理方案，必要时还可以提供相关的引荐服务。

实践知识点

- 如何与来自不同文化的女性探讨围产期心理健康问题？
- 如果你的照护对象来自不同文化，你乐意与她沟通心理健康方面的话题吗？
- 请认真考虑如何判断女性心理感受的真假，以帮助她们向你吐露内心的担忧。
- 请认真思考本章病例中助产士 Marie 的个人经历，想一想她是否还有其他的应对方法。

特殊情况

围产期心理健康服务对象还会涉及少数族裔。她们生活的社区在婚姻、亲属关系、妊娠、围产和育儿等方面有着特殊的信仰和习俗。只要不影响母亲和孩子的健康和安全，就应该尊重这些特殊的风俗习惯。围产期心理健康管理的医生必须掌握和理解相应的文化知识。

寻求庇护者和难民可能经历过创伤和折磨，如有些人失去过家人，抑或是与家人孩子分离。除了害怕被驱逐出境，他们还有可能面临当下的贫困和其他逆境。由于悲伤和创伤后应激障碍，他们的心理健康问题更加复杂。围产期精神卫生服务部应确保这些患者有机会获得相关的心理、社会和法律援助。

Hanley J. 于 2015 年由 Routledge 出版社出版的专著《围产期心理健康听诊：卫生专业人员和辅助工作者工作指南》（*Listening visits in perinatal mental health: A guide for health professionals and support workers*）第 7 章讨论跨文化诊疗方面的具体指导，如工作中涉及问题和短语措辞时使用手机翻译软件或谷歌翻译。

围产期心理健康培训课程资料来源

https://www.e-lfh.org.uk/wp-content/uploads/2019/09/Perinatal-Mental-Health-Training-Scoping-Exercise-Nous-Group-Directory.pdf

Edited by: Ranjana Das with Contributions from: Daniel Beszlag, Louise Davies. (2009). Migrant mothers' mental health communication in the perinatal period

http://epubs.surrey.ac.uk/852845/1/Migrant%20Mothers%27%20Perinatal%20Mental%20Health%20Communication.pdf

Some useful insights into real experiences and barriers and a look at use of technology.

Watson, H., & Soltani, H. (2019). Perinatal mental ill health: The experiences of women from ethnic minority groups. *British Journal of Midwifery*, 27(10) https://www.magonlinelibrary.com/doi/abs/10.12968/bjom.2019.27.10.642.

Brookes, H., Coster, D., & Sanger, C. (2015). Baby steps: Supporting parents from minority ethnic backgrounds in the perinatal period. *Journal of Health Visiting*, 3(5) https://www.magonlinelibrary.com/doi/full/10.12968/johv.2015.3.5.280.

Zero to Three. Infant mental health and cultural competence.

https://www.zerotothree.org/resources/1599-infant-mental-health-and-cultural-competence

范例

Haamla［乌尔都语，即"准（父母）或期待"之意］项目为少数族裔社区（寻求庇护者和难民）孕妇和家庭提供妊娠和分娩后方面的重要支持，旨在改善产妇服务，赋予女性更大的自主权，帮助女性熟悉妊娠和分娩期的不同方式，促进女性健康和幸福感的提升。

https://www.leedsth.nhs.uk/a-z-of-services/leeds-maternity-care/meet-the-team/haamla-service/

第6章 亲子关系
Parent-infant relationship

Maureen Doretha Raynor　　Helen Griffiths-Haynes　　著

邓庆期　徐鑫芬　译

　　讨论围产期心理健康话题时，势必会探讨亲子关系对儿童发展的重要性。身患精神疾病（如抑郁症）的父母不利于儿童的心理健康和社会心理发展。此外，父母的育儿能力可能也会受到影响。助产士是重要的公共卫生专业人员，他们频繁接触围产期女性及其家属，是提供有效及富有同理心照护的最佳人选。助产士对围产期精神疾病（perinatal mental illness，PMI）的不良结局应有充分认识，还要掌握相关的心理健康促进方法，这些是助产士的必备技能，同时也是提供家庭支持的关键要素。本章重点阐述围产期精神疾病（旧病复发或新近罹患）对围产期早期、特别是父母角色转变阶段亲子关系的影响。

　　本章的主要内容包括以下方面。

- 根据英国国家健康与临床卓越研究所（NICE，2014）指南、优生报告（NHS England，2016a）、英国国家卫生服务规划（NHS England，2019）、心理健康工作组5年规划报告（NHS England，2016b）四份推动改革的重要报告概述亲子关系的主要内容，阐述亲子关系在围产期心理健康（perinatal mental health，PMH）中的重要性。
- 探索依恋理论和新兴研究领域。
- 重点谈论PMI和创伤的主要影响，如儿童发展、基于病例分析亲子关系及其关键点。
- 剖析为人之父的角色转变。
- 分析讨论社会支持作为社会资本的重要性，以及为围产期父母提供有效的策略。

一、推动改革的重要报告

NHS England（2016a）的优生报告是一份重要且被广泛引用的全国性产科报告，它为整个英国的产科服务确立了清晰的愿景。这项报告将产科服务描绘成提供更安全、更个性化、更友善、更专业、更以女性为中心和对家庭友好的服务，让每个女性都能获得信息，使其能够在选择适合自己的护理过程中做出明智有效的决定。优生报告构建的服务模式以确保女性、伴侣、孩子及其直系亲属能够获得以个人需求为中心的支持为核心目标。

自优生报告（NHS England，2016a）发布以来，NHS 及其合作伙伴已通过国家产科转型计划结成联盟，以期在英国全国范围内实现更安全和更个性化护理的愿景。国家产科转型计划雄心勃勃、目标明确，聚集大范围的组织机构共同创建和领导 10 个工作小组，从而实现优生报告中设定的愿景。从图 6-1 可以看出，改善 PMH 服务的可及性是其中一个关键工作小组，属于产科转型计划和心理健康计划的一项联合倡议。其核心内容是推动提高女性及其家人在居住地附近就能享受高质量专业 PMH 护理中心的服务机会，帮助他们在围产期享受护理和支持。

二、NHS 长期规划的愿景

NHS 长期规划（NHS England，2019）明确指出，约有 1/4 的女性在妊娠期间和分娩后 1 年内会出现心理健康问题，最常见的情况是焦虑和抑郁。该报告还指出，这些女性及其家人因无法获得专业的 PMH 服务而引发的不良后果令人担忧。上述社会政策或政府报告的主要目标均是确保每个家庭在考虑到子女因素时有机会拥有最好的人生新开端。

三、为人父母的过渡阶段

新生命的诞生会打乱父母、同胞兄弟姐妹和整个大家庭的生活节奏。父母可能会发现照护新生命既兴奋又累人。新生命的降临引发一系列变化，父母角色发生调整和冲突，最终还有可能增加精神压力和焦虑。初为父母通常会改变夫妻关系（Ayers & Sawyer，2019；Bouchard，2014）。他们的社交网络被打乱，相应的社会支持也会受到影响。初为父母忙于照顾婴儿，没有闲暇时间参与社交活动，社会孤立感随之出现。夫妻二人世界变为三口之家，焦点都放在了婴儿身上。一

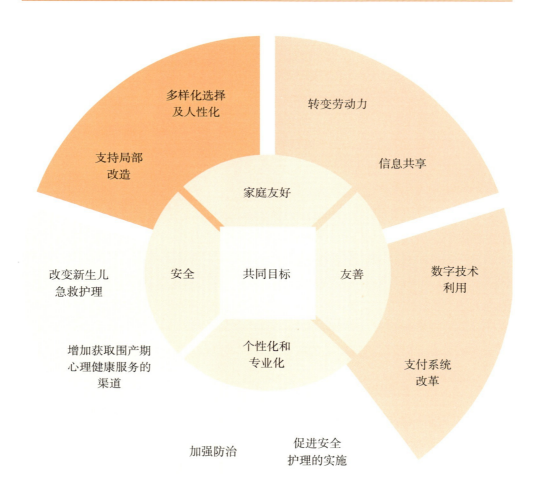

▲ 图 6-1　NHS England（2016a，b）优生产科转型计划 10 个工作小组

系列问题随之而来，如常见的新生儿和婴儿睡眠障碍，幸福感大减。婴儿的睡眠质量往往会成为父母尤其是母亲情绪的晴雨表。必须每时每刻围着孩子转，以满足他们的需求，不开心时要安慰，哭闹时要安抚，还需要喂食和洗澡。由于需要全天候照顾婴儿，父母可能会出现缺少睡眠的现象。有时还会产生身份缺失感而为往昔曾经拥有过的美好生活感到悲伤。由于日常生活变得以婴儿为中心，夫妻关系也发生变化。父亲可能会感到自己受到排挤，不被重视。照顾孩子耗费大量精力，极度疲惫感会影响性欲，还会引发信心丧失、闷闷不乐、人际关系紧张等

现象。对于那些本身就有财务和人际关系问题的家庭而言，这些不良影响发生率更高（Rholes & Paetzold，2019）。

假如婴儿哭闹不停，难以安抚，那么情况会更加复杂。此外，若出现母乳喂养困难、手术助产、双胞胎或多胞胎，或者经历过妊娠（或分娩）并发症，如产前出血、先兆子痫、复杂的会阴损伤或意外剖宫产等，产妇的身心都需要时间恢复。良好亲子关系的建立需要考虑如何解决这些重要问题。

（一）围产期精神疾病和创伤对亲子关系及婴幼儿发展的影响

父母与新生儿之间的早期互动至关重要。这种亲子互动为孩子的茁壮成长创造了一个充满启发性的社会学习环境，有助于培养安全感和依恋关系。简而言之，依恋关系即婴儿与主要照顾者或养育者之间特殊而持久的情感联系。良好的依恋关系让孩子有安全感、有保障、被爱和被保护，从而促进生存和发展。这与Ainsworth（1979）和 Bowlby（1969）对依恋的定义是相契合的，即深刻而持久的情感依附、纽带或持久的心理联系，能将人类跨越时空联结起来。

世界卫生组织（WHO，2015）指出，分娩后母亲可能无法很好地照顾自己，由此引发的心理问题使她们痛苦不堪，同时还可能增加发病和死亡的风险。由于新生儿对生活环境十分敏感，一旦母亲出现心理问题，孩子身心健康同样可能受到影响。母婴之间重要的亲子活动，如母乳喂养、婴儿护理、交流互动等均有助于建立安全健康的相互依恋关系。而母亲分娩后的心理问题可能影响这些亲子活动的实施，继而影响孩子各个阶段的成长发育、成年后的人际关系和代际关系等。

（二）依恋理论的基本概念

依恋理论主要基于美裔加拿大籍发展心理学家 Mary Ainsworth 和英国心理学家兼精神分析家 John Bowlby 在 20 世纪 50—70 年代合作完成的研究成果。其他学者的研究虽然也极大地促进了依恋理论的发展，但是 Ainsworth 和 Bowlby 的研究成果影响仍然巨大（Gillath，Karantzas，& Fraley，2016）。Ainsworth 和 Bowlby（Bretherton，1992）最初借鉴人种学、控制论、控制系统、发展心理学和精神分析，提出了全新的理论原则并进行了检验，从根本上颠覆了大众对母婴依恋形成方式的看法。人们开始认识到分离、创伤、悲痛和疏于照顾均会影响母婴依恋关系。Bowlby 早期观察发现，婴儿和儿童与母亲分开后会表现出痛苦和焦虑的迹象，即使有其他非常亲近的照顾者出现或关注也无法缓解。基于此，

Bowlby 提出了依恋理论的基本原理（Bretherton，1992）。当时的其他理论认为依恋是后天习得的行为，即儿童会对养育他们的任何人形成依恋关系（Dollard & Miller，1950），而 Bowlby（1969）却认为依恋的目的是服务于进化需求，即婴儿未出生就预设了与一位主要照护者——最好是母亲，与其建立紧密的依恋关系。尽管不排除其他照护者成为主要依恋对象的可能性，但 Ainsworth 和 Bowlby（Bretherton，1992）认为母婴关系之所以至关重要，并非因为婴儿需要母亲为其提供食物，因为就算婴儿与母亲分离，部落或社区的任一成员都可以给婴儿提供食物；而是因为婴儿需要母亲的情感的回应和联系。他们还认为，母婴二人关系的独特性和唯一性使得两者之间建立依恋关系具有得天独厚的优势。正是被视为独特依恋对象的母亲构成了孩子探索世界的安全基石，有助于孩子在其生命旅途中建立健康、安全的社会关系。Ainsworth 和 Bowlby 的研究（Bretherton，1992）充分证明，由于母爱缺失或母婴分离导致依恋关系中断，继而让孩子无法与母亲建立健康安全的依恋关系，可能会严重影响孩子的情感和心理发展。这种现象被 Ainsworth 和 Bowlby 称为"母爱剥夺"，对 0—2 岁儿童的影响尤为明显。此年龄阶段儿童的大脑正处于发育的特殊阶段，与认知和情感障碍、学业问题、成年后无法建立长久的人际关系均有潜在联系（Bowlby，1958）。能够与母亲建立健康安全关系的孩子通常被认为是形成了安全依恋关系；而那些无法建立这种首要的母婴互动关系的孩子，或者由此引发严重后果的孩子通常被认为是形成了不安全依恋关系（Bowlby 等，1956）。Ainsworth 和 Bell（1970）设计了一系列实验观察 12—18 月龄的儿童身处"陌生情境"的反应，即母亲故意让孩子单独与陌生人短暂相处一段时间。他们发现，形成安全依恋关系的孩子能够应对自如：发现母亲不在身边时他们会主动寻找母亲，不会与陌生人接触；母亲返回后，这些孩子会十分高兴，并且很快与母亲互动。但是，同样情况之下，形成不安全依恋关系的孩子会表现出极其痛苦或焦虑的行为，有些孩子会疯狂寻找母亲，有些则不怎么在乎；与母亲重聚时，他们要么情绪愤怒，要么出现不信任，逃避与母亲互动的行为。不安全依恋关系引发缺乏安全感行为，充分证明了孩子的情感和神经发育出现问题，还有可能影响孩子持续性的情绪调节和心理健康、认知发展、成年后情感和家庭关系的维系（Mikulincer & Shaver，2012）。

尽管这些年间，有学者对 Ainsworth 和 Bowlby 的研究结果提出批评，如 Schaffer 和 Emerson（1964）、Rutter（1979）认为还需考虑其他因素，但是他们两位的理论得到越来越多新近研究的支持。例如，Marryat 和 Martin（2010）发现，即便是控制了社会经济因素和家庭特征后，安全依恋关系与正常儿童发展之间的关系仍具有统计学意义。再者，世界卫生组织（2004）指出，安全的母婴依恋关系对促进儿童健康发展非常重要。此外，爱婴行动（UNICEF，2013，2019）更是以 Bowlby（1969）的依恋理论及其后续研究作为规范依据，来指导学生、助产士和医疗保健从业者的实践工作。

（三）母亲心理健康与母婴依恋

研究者发现，最有可能影响母婴依恋关系健康发展的因素是母亲不良的心理健康状态；同时，儿童时期良好的情绪氛围预示着成年后的情绪健康（Marryat & Martin，2010）。文献指出，母亲的早发性或持续性抑郁症状，如情绪低落、社交退缩、易怒、注意力受损、绝望、内疚、焦虑等，与儿童成长过程中适应不良的现象相关（Grace & Sansom，2003）。虽然不能一概而论地认为每个患有抑郁症的母亲都会养育出缺乏安全感的孩子，但母亲整体水平的抑郁症确实和母婴依恋有关，Atkinson 等学者（2000）通过 Meta 分析发现两者存在中等程度的线性相关。产后抑郁症母亲抚养的孩子长到 18 月龄时，出现不安全依恋关系的概率是正常的 5.4 倍（Grace & Sansom，2003）。Marryat 和 Martin（2010）的研究发现，儿童发展受母亲心理健康问题负面影响显著，并且与发生频率和严重程度直接相关。此外，由于母亲心理健康问题导致过早断奶的可能性也更大。Toth 等的研究（2009）表明，母亲会因罹患抑郁症而缺少情绪反应、情感联系、安慰和养育，致使孩子更难与母亲建立安全依恋关系。同时，母亲的抑郁状态会导致孩子对自己和他人产生负面看法。Toth 等（2009）还发现，早期依恋关系建立的好坏直接影响儿童的自我内在认知。倘若因母亲罹患抑郁症而形成不良的母婴关系，孩子则更有可能认为自己遭到照护者的否认或遗弃，还认为自己不讨人喜欢。相反，由未患抑郁症父母养育出来的孩子更有可能正面地看待自己和他人。另外，Murray 等（1996）发现患有抑郁症的母亲不太适应婴儿的需求变化，不懂得鼓励孩子，更容易否定婴幼儿的行为。世界卫生组织（2004）在《照顾者与儿童关系对幼儿生存和健康发展的重要性》报告中也指出，照护者的脾气和情绪是阻碍良好照护关系自然形成以便满足孩子依恋需求的罪魁祸首之一。

（四）围产期母亲心理健康问题对儿童发展的影响

虽有研究明确表明，母亲产后抑郁影响婴幼儿的情绪成长和发展，但远期效应还不太清楚。由于存在个体差异性和可变性，目前暂时没有确凿的证据阐述母亲的心理健康问题和不安全依恋关系在孩子一生当中的影响变化（Marryat & Martin，2010）。该领域需要更多纵向研究。但已经有越来越多证据表明，母亲的不良心理健康状况和不安全依恋关系的影响可能会延续到童年后期，甚至成年后。目前认为母亲和婴儿双方之间若出现长期问题或反复出现问题，其婴儿受到的影响最大。令人庆幸的是，从长远来看，有效治疗和支持可能会减轻其中一些不良影响，因此及早甄别至关重要（Grace & Sansom，2003）。还有证据表明，母亲的焦虑或抑郁会"传染"给孩子。Glover（2016）的研究显示，即使控制了一系列其他影响因素，焦虑、抑郁程度占前15%的母亲所生的孩子在13岁时精神障碍发生率从6%增加至12%。如果母亲在分娩前和分娩后都存在焦虑或抑郁症状，该数字会上升到20%左右。此外，有研究发现18月龄儿童出现较差认知发展与不健康的依恋关系相关（Murray等，1996；Robertson & Bowlby，1952），如语言技能和智商（intelligence quotient，IQ）水平较低（Grace & Sansom，2003）。早期社会关系和安全依恋关系在孩子认知发展方面发挥着至关重要的作用（Walsh等，2019）。影响孩子认知发展的原因非常复杂且因素繁多，孩子的情感和认知发展还受社会经济因素、夫妻关系和亲子互动等其他方面的影响（Glover，2014）。Marryat和Martin（2010）的研究指出，与经历过围产期心理健康疾病的母亲相比，母亲如果心理健康，其孩子在所有指标上发展得更好，认知水平更高。倘若母亲长期患有心理健康疾病或症状反复发作，其养育的孩子受到的不良影响更大。虽然在36月龄时，孩子的认知发展不再受母亲情绪的影响，但对孩子情绪、社会和行为发展的影响会持续到46月龄之后。这表明，认知发展可能会随着孩子的成长而趋于正常化，但孩子的心理健康、社会和人际关系却会受到母亲心理健康问题和不良依恋关系的长期影响。

（五）跨代影响

正如上文所述，母亲的心理健康问题对每个孩子的心理健康和人际关系发展的影响是毋庸置疑的。然而，有研究指出，影响可能不仅限存于子代，实际上可能是跨代的（Elmadih & Abumadini，2019）。Glover（2016）指出，许多在妊娠期间和分娩后患有抑郁症的女性是那些早年遭受虐待的幸存者，并表现出创伤后应激障碍症状（见第 1 章）。与女性及家人就这些方面进行沟通可能很困难，因为她们可能会害怕将母亲形象妖魔化或将问题归咎给母亲。但掌握这些情况十分重要，因为母亲很有可能正在经历与本人童年依恋创伤有关的心理健康疾病。这些女性能够受益于早期介入的治疗和干预。

病例研究 6-1

我在童年时期遭受过虐待，出现过心理健康问题，生活的方方面面都受影响。孩子出生后，我的自身问题同样对周围的人产生负面影响，尤其是对孩子的社会性发展影响最大。

我会经常控制不住担心孩子的呼吸是否正常，会不会太热、太冷，哪里弄疼了，有没有在挨饿，诸如此类，占据了我一天大部分时间，以至我没有多余的精力与伴侣相处。于是，我俩之间的关系走向破裂，我的生活备受打击，心理问题更加严重。我成了一名单亲母亲，我的孩子也就无法在父母双全的传统家庭里生活。

随着孩子长大能走路了，我会不停地看着她们，一会儿担心她们被固体食物噎住，一会儿担心给孩子准备的食物是切得太大还是太小。如果是别人替我照顾孩子，我又会担心她们是否受到虐待。因为她们还不会说话，无法直接告诉我，所以每次接回孩子，我都会仔细检查她们的身体，确认有没有受到过虐待。

虽然我从未阻止孩子们与其他家庭成员交往，或者送她们去上幼儿游戏班，但我总会陷入自己臆想的精神牢笼里：孩子哭着喊着向我求救，而我却无法解救她们。孩子们虽没有像我那样直接遭受虐待之苦，但她们或多或少受到我这样一直处于紧张状态的影响，而且她们也意识到了我容易紧张。

后来，我努力尝试改变自己，从我自认为正确的做法开始，即与之前反着来做。我没有主动要求拥抱，而是等待孩子们来找我；如果她们摔倒了，我也没有表现得大惊小怪。但这么做并没什么效果。孩子们慢慢长大，我发现自己的行为想法传给了她们。如果要主动接触他人肢体，她们就会感到不自在。但她们不反对被动接触，这让我松了一口气。由于遭受过性虐待，我至今无法轻松自在地与他人发生肢体接触，害怕类似遭遇再次出现。不过我的改变也并非全部无用。对于孩子碰到的意外之事，我装作若无其事的样子对孩子的发展确实更有利，因为她们不是缺乏自信心、需要他人关爱的孩子，而是脚踏实地、独立能干的年轻女性。孩子们也早已明白，她们的母亲只是有点过度保护。

另外，我很在意别人的看法：如果孩子身上有瘀伤，别人会说是我打的；如果她们生病了，别人会觉得是我没照顾好的缘故；如果孩子的认知发展没有达到应有的水平，别人会认为是我忽视了她们的成长；如果我的孩子因尿布疹而导致疼痛，别人会觉得是我在虐待她们。由于过分在意别人的看法，我很可能因此耽误送孩子就医。但庆幸的是，我始终把孩子的需求放在第一位，这能够使我敢于面对任何人的评价和看法（当然，别人从来没有对我表达过什么看法）。我会以这种方式一直生活下去。

Warfa 等（2014）的研究有两大发现：①分娩后形成的不安全依恋关系和抑郁症有着共同的病因；②处于不安全依恋关系中的母亲患上产后抑郁症的风险会增高。这是因为在成长过程中，人们倾向于保持一贯的策略来调节情绪和维系与他人的关系。童年习得的行为会延续至成年后变成习惯做法，接着又可能传给下一代。自我效能感作为预测母亲是否可以体贴主动照顾孩子的指标，与产后抑郁症有一定相关性。Brazeau 等的研究（2018）发现，产后抑郁症轻重和母亲的自我效能感负相关。另外，由于心理健康的母亲自我效能水平较高，她们更能体贴主动照顾孩子。自我效能感低下与自身依恋创伤经历、童年虐待、本人母亲的心理健康问题有关。Walsh 等（2019）也认为，早期依恋经历可以通过表观遗传机制及其神经生物学后果产生深远的代际影响，这是一个新兴的研究领域。由此可以推测依恋创伤和心理健康问题可以代代相传，从母亲传给孩子，如此循环往复进行。

因此，双亲的心理健康都十分重要，它会影响我们的人生机会，尤其是目前已有大量研究证实亲子关系的好坏对孩子的社会、心理和认知发展至关重要（Neale，2017）。抑郁或焦虑的父母可能会发现很难与孩子建立依恋和形成融洽的关系。还有确凿证据表明，父母患有精神疾病不利于孩子的健康成长（Murray & Cooper，1997）。由于女性围产期心理健康问题影响母亲、父亲/伴侣及孩子的健康，如何解决这个问题理应成为公共卫生事业的重中之重（Woolhouse 等，2016）。Takács、Smolík 和 Putnam（2019）的报道称，在分娩后的第 1 年，母亲之前的育儿之痛及本人的抑郁症状可能会影响她养育后代和履行养育职责的能力和信心。

四、压力和焦虑

据报道，由于养育技能低下或养育方式欠佳引发的父母压力和焦虑倍增会干扰孩子发展中的神经系统和压力内分泌调节系统，阻碍孩子个性形成时期的认知发展（Barlow 等，2015；Gerhardt，2004；Swain，2011）。正如本章亲子关系部分所言，父母调整子女情绪的能力对帮助孩子形成自我调节策略方面发挥着关键作用（Barlow 等，2015）。Gerhardt（2004）认为，父母（即主要照顾者）无法恰当满足婴儿的需求时会导致婴儿皮质醇长期维持在高水平，从而产生神经化学层面上的有害影响。Gerhardt（2004）的研究结论是有证据支撑的，即幼童皮质醇长期处于高水平会影响尚未完全发育成熟的神经系统。下丘脑 – 垂体 – 肾上腺轴和前额叶皮质主要负责压力的处理，高水平的皮质醇影响其功能的发挥，对长大后的孩子在对抗压力方面意义重大。Barlow 等（2015）指出，皮质醇长期处于高水平的不良状态最终会不利于幼儿应对威胁。与父母形成不安全关系的孩子可能会出现适应不良的行为，这可能会增加精神疾病和其他疾病的患病风险，还会影响他们应对威胁的方式，以及将来与同龄人和重要他人的关系建立（Barlow 等，2015；Glover，2014；Skovgaard，2010）。

五、父亲身份

目前有大量文献阐述初为人母的转变过程，却鲜有关注初为人父的变化。父亲角色与母亲角色一样，是社会性概念，在很大程度上受与男性相关的社会习俗和文化背景的影响（Shorey & Ang，2019）。在当代西方社会中，新生代父亲并不是一个角色同质化的群体。父亲可以有各种不同的身份，如已婚或单身，全职或非全职，收养、寄养、继父，同性恋、异性恋、跨性别。更何况，父亲在育儿方面发挥着举足轻重的作用，在孩子幼年乃至少年时，父亲都能胜任照顾他们的社会心理健康和身体健康。越来越多基于不同文化背景、不同族群的心理学研究表明，父亲的关爱、支持和养育对孩子的社会性和情感发展起着核心作用（Eskandri 等，2016；Neale，2017；Glasser & Lerner-Geva，2019）。以下病例研究转述了一位父亲角色转变的心路历程（图 6-2）。

病例研究 6-2　父亲角色的转变：父亲之旅

初为人父的准备

要想回忆"初为人父"的整个过程，我得回到孩子降临之前的生活状态。当时我对两人关系很满意，喜欢和伴侣一起的生活状态。虽然我对生孩子的意愿不是十分强烈，但也并不抵触。然而，我的伴侣却和我想得完全不同，她迫切想要个孩子。我之前经历过一段失败的感情，所以更在乎维持眼前最珍惜的东西，担心会随着孩子出生而发生改变。我本身的工作已经非常忙碌，我将如何挤出时间照顾孩子？我真的能够花时间、花心思去照顾这个新生命吗？诸如之类的问题在我脑海中盘旋，但我的伴侣说两人彼此相爱的事实不会改变，还可以享受生儿育女带来的满足感。最终我被她说服了。

于是我们决定要个孩子，但是我仍心存疑虑，害怕舒适生活离我远去，不知未来会怎样。然而，我伴侣却信心百倍，安慰我说一切都会安排妥当的，能出什么差错呢？

得知伴侣怀上之时，我感觉有点发愣，担心的事情还是发生了。在接下来的 9 个月里，我们的正常生活被搁置，转而适应新的生活方式。虽然不是我怀了孩子，但却感觉伴侣的预产期就像是好几个月之前就安排好的考试一样。虽然还有很长时间，但迟早我总得面对那一天。我的伴侣似乎对生孩子这件事情不怎么担忧，我却替她万分焦虑。

我还记得在医院做超声检查看到孩子时的感觉，当时我俩并没有特别激动。那时我觉得并未与孩子有情感联系，不知道孩子出生后我是否还是这种感觉。那时的我觉得自己更像是一个旁观者，只是看着事情发生、发展。我记得自己问过伴侣："如果孩子出生后，我不爱他怎么办？"但她只是笑着说不用担心。

当旁人为妊娠这件事情忙前忙后时，我却把主要注意力投入到研究治疗孕吐的新方法、最适合宝宝吃的食物和相关婴儿用品等。我甚至开始挑选孩子上学的地方了，这真是够早的！

在预产期到来之前，装饰婴儿房是另外一件让我十分投入的事情。我心里想着给孩子准备一个安全且充满爱心的房间。想象着孩子将来就住在这个精心布置的房间，心中的温暖爱意油然而生。

伴侣妊娠快结束时，我和朋友一起参加了产前培训班，给我留下了美好的回忆。培训班让我对如何应对即将发生的事情有了一点信心，我对自己做的准备更有把握了。

分娩本身是一次很棒的经历，既有孩子出生时的紧张兴奋，又有安全分娩后的解脱。在分娩过程中，我感觉与伴侣的关系更加密切了：我们是一个团队，我是教练，负责牵着她的手、和她一起调整呼吸、分享零食。我只是想尽可能多地和她一起共同面对，这样就可以减轻她的痛苦。我最清晰的记忆是看到出生 15 分钟后的女儿，当时她躺在医院辐射床的暖灯下，眼睛睁得大大的。当我注视着那双美丽的大眼睛时，我被深深地吸引住了，感觉藏在这双眼睛后面仿佛就是整个宇宙，柔情万种。那一刻，我不再是旁观者。我对自己说，我要照顾她一辈子，我是认真的。

孩子出生后……我的新生活开始了！

在最初的几个月里，我们的生活很简单，几乎完全宅在家里。我对这种新生活模式感到非常愉快。

基于现实需要，我的伴侣认为我们俩都应该学会照顾孩子，以防万一她因为紧急情况外出，或是想和朋友一起消磨时间而没办法照顾孩子。因此我学会了如何照顾女儿，即使另一半不在家，我也可以应付。我们会轮流照顾孩子；如果一人夜里照顾孩子，那么另一人则要保证充足睡眠。虽然我的责任因此倍增，但也有助于我深入理解孩子，还可以让母亲有更多的时间休息，从而增进我和伴侣的关系。毕竟，母亲休息得好会更加容易相处。我坚信，为人之父和生活中其他事情一样，投入越多，回报就越多。你和伴侣就像队友一样变得更团结，孤立感就越少。

那么像我一样犹豫不决、不怎么想要孩子的父亲是如何适应新角色的呢？整体上来看还是满意的。我现在不只是生活在一个人的世界里了，还有家庭，这种责任感也让我成长为一个更完整的人。有时我也因为工作和家庭相冲突而不满，毕竟伴侣曾向我保证孩子不会妨碍我的工作。但是，随着育儿参与度越来越高，两者之间的冲突是无法避免的。另外，当我为了满足想要的生活状态而努力减轻伴侣照顾孩子的工作量时，我却发现她其实把更多的精力放在朋友身上，而不是我。当然，诸如此类的事情在任何一段关系中都会发生。你必须想办法去解决，照顾孩子的压力只是把问题变得难上加难。每当我确实心怀不满时，只要回想起我和女儿双眸对视的那个晚上，我又会变得豁然开朗起来。

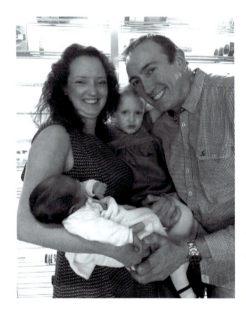

◀ 图 6-2　感谢 **Paul Tolley**、**Amy**，以及他们的孩子 **Charlotte** 和 **Darcey**

六、父亲的围产期心理健康

　　虽然大部分关于育儿的文献都聚焦在母亲的角色和照顾上，但越来越多研究开始把视角转向父亲这个极其重要却被忽视的角色上。Hanley 和 Williams（2017）表示，几十年来，新手父亲在围产期的心理健康一直被忽视。尽管目前研究欠缺，但有越来越多的证据表明准父亲和新手父亲都会遇到心理健康问题（Baldwin & Bick，2017；Baldwin 等，2018；NHS England，2019）。随着人们对父亲心理健康问题的认识、教育和理解的提高，情况慢慢得到了改善。助产士和相关医疗保健专业人员也有责任照顾好患有精神疾病孕妇或新手母亲的男性伴侣，以确保他们不会陷入困境、默默忍受痛苦。

由 Baldwin 等（2018）撰写的系统综述揭示了影响初为人父的心理健康和幸福感的三大主要因素，分别是：父亲身份的形成；父亲的新角色带来的相互抵触性挑战；父亲的新角色给自我及生活方式带来的负面情绪和恐惧。

此外，Baldwin 和 Bick（2017）解释说，如框 6-1 所述，在初为人父角色转换期间，影响父亲焦虑和抑郁的风险因素有很多。

框 6-1　角色转换期间影响父亲焦虑和抑郁发生的常见因素

- 夫妻关系不和谐 / 关系满意度差。
- 失业、社会剥夺等社会经济问题。
- 青春期年轻 / 未成熟男性。
- 意外妊娠。
- 抑郁症病史。
- 缺乏或质量较差的社会和情感支持。
- 伴侣患有精神疾病。

改编自 Baldwin S., Bick D. (2017). First-time fathers' needs and experiences of transition to fatherhood in relation to their mental health and wellbeing: a qualitative systematic review protocol. JBI Database System Rev Implement Rep; 15(3):647–56.

父亲抑郁症与儿童早年的情绪、行为和社会功能具有相关性（Glasser & Lerner-Geva，2019）。正如 Cameron、Sedov 和 Tomfohr-Madsen（2016）所报道的那样，这是初为父母角色转换期间的一个共同特征。该研究报道指出，父亲抑郁症的患病率约为 8%，但需要注意这个发病率在不同研究中具有显著的异质性，一些变量指标的差异（如测量工具、研究地点及孕产妇抑郁症发生率）都会影响研究结果。Glasser 和 Lerner-Geva（2019）的文献综述指出父亲抑郁症的患病率在 2%～8%，侧面证实了上述观点。NHS England（2019）发现，在孩子出生后的 6 个月内，男性焦虑和抑郁症状的患病率约为 1/10。

（一）加强社会支持

新手父母在角色转换阶段容易经历焦虑和压力增加，而此时助产士的热情和支持不仅有助于提高父母在适应育儿角色时的自我效能感和情绪健康，而且有助于减少分娩后心理疾病的威胁（Bouchard，2014；NICE，2014，2018；Oakley 等，1996）。助产士能够很好地认识到社会支持的重要性，以及朋友、家人、社区其他人员和医疗保健专业人员在提高父母自我效能感、促进健康，特别是产后早期心理健康方面的贡献和作用（Coates & Foureur，2019；Sandall 等，2016）。

社会支持是指移情关系、情感支持、智力支持和经济支持（Raynor，2020）。当父母承受压力期间，助产士的支持性和整体性护理不仅有助于促进父母的情绪健康，还有助于减少分娩后心理疾病的威胁（NHS England，2019；NICE，2014，2018）。社会孤立、在社会中感到被边缘化或社会经济状况不佳的父母特别容易受到 PMH 问题的影响，需要额外的帮助和支持。助产士应重点关注那些流离失所的家庭（如寻求庇护者、难民、不会说英语的少数族裔家庭），以及可能缺少获得医疗保健渠道、难以理解和使用医疗保健系统的家庭（Knight 等，2019）。

社会支持是心理治疗的一种形式。事实上，对于大多数患有轻度抑郁症或情绪困扰、育儿角色适应不良的父母来说，助产士或家庭随访人员额外多花一点时间倾听他们的心声往往就能起效（NICE，2014，2018）。NICE（2014，2018）指出，对于焦虑水平高、症状更持久的父母来说，简短的认知行为治疗和人际心理治疗与药物治疗一样有效（如抗抑郁药，见第 3 章）。这种心理疗法还有利于改善亲子关系，以及提高父母育儿角色的整体满意度（NICE，2014，2018；Raynor，2020）。

长期以来，社会支持缺失被认为是轻中度抑郁症的病因，尤其是当遇到逆境，多次且严重的社会不公平待遇，以及遭遇重大生活事件时缺乏社会支持，对人的打击更大（NICE，2014，2018）。社会支持不仅仅指实际的帮助和建议这种形式，还包括情感知己、亲密朋友、家人和社区。这些都可以提高个人的控制点、自我效能感和自尊心。还有证据表明，以社会支持理论为基础的社区服务可以对亲子关系和个人幸福感产生有益影响，这可能在缓解轻度产后抑郁症状方面发挥积极作用（Barlow 等，2015）。

（二）满足父亲的支持需求

虽然 NICE（2014，2018）明确了社会支持对促进母亲心理健康和幸福感方面的价值，却忽略了父亲的需求。然而，男性在适应父亲身份的过程中也可获取帮助和支持。提供相关信息非常重要。表 6-1 罗列了准父亲能获得的支持。Baldwin 等（2018）坚信，角色身份的限制和生活的剧变都超出大多数父亲的意料（病例研究 6-2）。再加上生活方式的调整，许多新手父亲倍感压力，担忧剧增。据报道，有些父亲会通过否认或逃避的方式，如延长工作时间、听音乐和吸烟等去缓解这些负面情绪。提供父亲所需的信息和帮助，包括引导他们更好地适应初为人父的角色转换，更好地为扮演一个好父亲的角色，做好心理建设和实际准备工作，如要预料到父亲的角色可能会影响或破坏与伴侣的亲密关系。这个时候的男性正处于人生关键之时，助产士可以帮助他们消除身份转换过程中面临的障碍，提供相应资源，创造交流机会，满足准父亲的信息需求，从而有助于他们顺利度过角色调整期，促进心理健康。

表 6-1　准父亲的需求

1. 孕前教育

应同时向女性和男性双方阐述维持健康和计划生育的重要性。通过评估影响健康状态的生活方式（如运动、饮食、吸烟、喝酒、药物误用、压力 / 焦虑及其他心理健康问题）来提供相应信息和应对策略，以促进健康

2. 满足父亲的信息需求

Teague 和 Shatte（2018）的研究表明，男性会使用网络技术和社交媒体来分享成为父亲的快乐和挑战。这同样得到 Fletcher 等（2019）的支持，研究人员评估了利用短信服务文本推送的方式向父亲提供社会支持的效果

3. 关系

父母角色转变期间引起情绪波动的因素应该包括：角色变化、新生儿给家庭带来的破坏（特别是新手父亲），以及其他常见的压力因素，如财务状况不佳、角色变化或角色本身引发的冲突、睡眠中断、被孤立感、关系不和谐等

4. 准父亲家长教育课程

可以通过各种不同的方法来实现，如同伴支持会议、鼓励新手父亲之间实时聊天的数字平台或专门针对男性开设的线下课程

（续表）

5. 在医院环境中创造更多家庭友好型空间

在英国，大多数人选择在医院进行分娩，因此有必要在医院中划分区域以满足父亲陪伴产妇和新生宝宝过夜的需求，不然他们在规定的探视时间结束后就被拒之门外。该措施有助于形成良好的父子关系

6. 有心理健康问题的父亲

NHS 长期规划（NHS England，2019）强调父亲角色和 PMH 有能力提供相应服务（同伴支持、夫妻关系谈话疗法 / 行为疗法、育儿方法）的重要性。相关育儿干预措施可有以下方面：育儿技巧和改善心理治疗的可及性等其他常见的心理健康治疗方法

结论

深入了解亲子关系对儿童发育的重要性时，我们就会发现助产士能够很好地满足女性、伴侣和家庭在 PMH 方面的需求。本章重点阐述了 PMH 问题的后果，它不仅影响女性、伴侣、家庭，甚至影响整个社会，而且通过亲子互动和亲子关系影响儿童的身心健康和社会心理发展。婴儿受到的负面影响可能会在整个童年和成年个性形成时期持续很长时间。此外，代际影响也是本章讨论的重点之一。对于围产期心理健康问题，社会支持可以发挥缓冲等重要作用。良好的社会支持有助于父母积极适应身份转换，建立更加和谐的亲子关系。

实践知识点

- 早年亲子依恋关系和一般关系的好坏是孩子社会性、情感和认知发展的主要预测指标。
- 孕产妇心理健康不良会对母婴关系产生不利影响。
- 母婴关系中断会造成依恋创伤并导致儿童形成不安全依恋。
- 父亲抑郁症与儿童早期情绪、行为和社会功能相关。
- 越来越多的研究聚焦探索父亲这个重要却常常被忽视的角色，关注父亲对育儿的作用。
- 母亲患有心理健康问题，孩子表现出不安全依恋迹象的可能性是正常的 5.4 倍。

- 不安全依恋影响孩子的各个方面，如情绪调节、认知发展、关系维持和心理健康等。
- 产后抑郁症的母亲更有可能经历过依恋创伤。
- 产后抑郁可以导致依恋创伤，反之亦然。
- 依恋创伤和心理健康问题可能产生跨代影响。

复习要点

- 如何理解亲子依恋这个词？
- 助产士将如何运用依恋理论知识来帮助和鼓励新手父母与新生宝宝之间建立亲密、充满爱的亲子关系？
- 为什么亲子关系对儿童发展如此重要？

声明

非常感谢 Sherry Whibley、Paul Tolley 及其家人分享为人父母的经历，供他人借鉴学习。

第7章 围产期心理健康助产士工具包
The perinatal mental health midwifery toolkit

Michelle Anderson　Anna-Marie Madeley　著

章　瑶　何桂娟　译

一、助产士的作用

随着助产士作用的不断发展，助产实践的自主性需要考虑以孕产妇为中心的复杂决策。计划孕产妇及其家庭的护理方案时，识别产妇是否偏离正常生理的能力至关重要。检测正常生理参数的变化相对简单，例如，持续血压读数为164/98mmHg需要紧急处理；血液检测血红蛋白偏低，可采用适当补铁治疗。相比之下，心理健康变化的监测难度较大，因此女性在孕产期的心理健康问题往往容易被忽视（Coates & Foureur，2019）。

正如前文所述，围产期精神疾病并不罕见，所有助产士都应具备与妊娠期间及分娩后心理健康状况相关的基本知识。然而，知识本身并不足以使助产士能够充分支持受PMI影响的孕产妇，因为它只是"复杂心理健康车轮"中的一个齿轮而已。因此，需要一种理论与实践结合的方法来支持PMI孕产妇的护理。

（一）了解围产期精神疾病

心理健康方面的问题很复杂。通常没有明确的原因来确诊是否患有精神疾病。然而，目前已得到证实能增加PMI发病率的风险因素有：①以贫困和社会经济劣势为主的环境因素（The Woman's Mental Health Taskforce，2018）；②不良心理健康家族史、吸毒和酗酒家族史、童年受虐待史和性虐待史（PHE，2019）。

需要额外关注黑种人、亚裔和少数族裔女性，因为她们在获得心理健康支持方面可能会面临更多的障碍（The Woman's Mental Health Taskforce，2018）。这也是黑种人女性在妊娠期或分娩后 6 周内死亡的风险是超过白种人女性 5 倍的原因之一（MBRRACE，2019）。另有研究显示，2015—2017 年在英国死亡的 549 名女性中，约 70% 来自亚洲和非洲，仅 20% 的女性受到社会服务部门关注，这表明亚裔非裔女性更为脆弱（MBRRACE，2019）。虽然心理健康不是导致大多数女性死亡的关键原因，但却有一定影响。

罹患精神健康疾病的后果很严重。研究发现，2015—2017 年，自杀是分娩后 42 天内孕产妇死亡的第 2 大罪魁祸首（MBRRACE，2019）。到底何种境地逼迫新手母亲选择结束自己的生命？这个问题很辛酸，也很难回答。

分娩后的严重精神障碍和自残史与分娩后 1 年内自杀风险密切相关（Lysell 等，2018）。然而，自杀意念和行为与精神障碍并不相关，而是与适应障碍、抑郁发作和焦虑有关（Doherty，Crudden，Jabbar，Sheehan，& Casey，2019；Grigoriasdis 等，2017；Kendig 等，2017）。此外，加拿大的一项研究发现，许多女性在自杀前 1 年都曾接受过心理健康服务（Grigoriasdis 等，2017）。

曾患有严重精神健康疾病的女性在妊娠期间可能更容易复发，继续服药非常重要。例如，双相情感障碍 I 型的女性分娩后患精神病的风险特别高，但分娩后的精神疾病也可能发生在以前没有任何精神病史的女性身上（NICE，2014）。

对一些女性来说，患上精神健康疾病的过程可能更不易察觉。有一部分女性在妊娠期间可能会焦虑倍增或首次出现抑郁症。事实上，这 2 种是在围产期最为常见的心理健康问题（NICE，2014）。有时候，女性会选择隐瞒心理健康状况。例如，在应对初为人母的角色转变和适应过程中，对遇到的心理健康问题没有做好充分的心理建设；或者很难区分哪些感觉、行为或疲倦属于"正常"范畴，哪些症状需要寻求外界支持；或者只是不想"大惊小怪"；或者觉得患上精神健康疾病或寻求外界帮助不光彩（Khan，2015）。

因此，必须尽早对精神健康疾病或日益恶化的心理健康状况做出明确诊断（图 7-1）。优生报告和连续性护理模式的推出有助于为围产期遭受心理健康问题困扰的女性提供更多的帮助（The Maternity Transformation Programme，2020）。

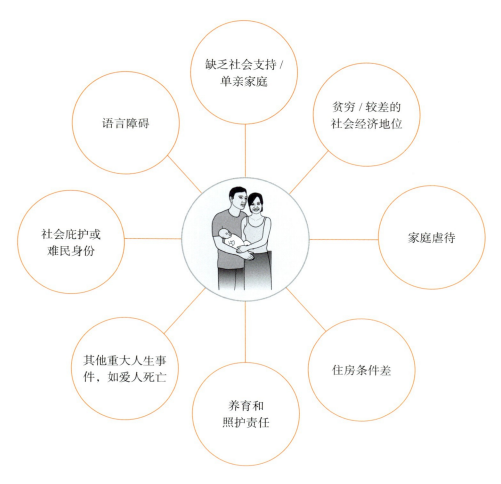

▲ 图 7-1　影响心理健康状况的脆弱因素

许多 NHS 信托医疗机构为心理脆弱和患有精神健康疾病的女性提供连续性护理模式，颇见效果（图 7-2）。不仅能鼓励女性及时接受心理疾病的专业治疗，为她们提供更多的心理健康服务支持，还能促使助产士与女性建立更长久的互信互重关系，最终有助于女性做出明智的决策（Marks，Siddle，& Warwick，2003；The Maternity Transformation Programme，2020）。

Stephanie（皇家自由 NHS 基金信托医院脆弱女性服务团队的助产士）的反思

　　若能在护理过程中与女性及其家庭建立良好关系，支持她们的个人需求，护理工作就做到位了。我相信，为曾经历过社会和（或）心理挫折的女性提供服务有助于助产士增强个人韧性能力和专业发展。有些女性曾经有过童年逆境经历（adverse childhood experience，ACE）、人格障碍、反社会行为、高度焦虑等。她们过去的经历和当前的挑战可能有助于信赖关系的建立，也可能成为障碍。

　　部分女性因药物使用或社会救助而接受特殊护理，她们不愿意加入弱势群体女性服务团队。她们觉得受到了指责或"特殊"对待。她们当中有很多人要么言语攻击，做出轻蔑行为，要么干脆拒绝参与。

　　作为助产士，我们应努力与女性建立信赖关系，尽最大努力提供最好的照顾。遭到拒绝时，我们可能会觉得懊恼沮丧、心灰意冷，觉得是在浪费时间。首次产前检查、后续产前检查、产后检查或一通电话可能会占用大半天时间，因为要处理转诊、随访、记录和讨论病例管理等其他事务。

　　虽然我们的组织管理技能非常熟练，但几乎没有一天是按计划进行的。可能一大早接到分诊台电话，说遇到一位有自杀意念的女性；突然收到服务对象的短信，因为遭受家庭暴力寻求帮助；社会救助处紧急来电，遇到了新情况，或者事态又严重了；分娩中心或产房打电话要求我们提供分娩护理等。有时手头事务繁多，得根据事情的轻重缓急分清主次，最终只有两个选择：要么把部分事务留到明后天处理，要么加班加点把全部的活都干完。无论怎么选择都非常困难。留到日后处理就意味着中断工作的连续性，不仅不利于有特殊要求的女性，也会增加团队其他成员的工作量。

　　但是，我们的团队成员关系融洽、相互信任，帮了我很大的忙。我充分理解团队每位成员的价值。没有她们的帮助，我无法圆满地完成每一项工作。我们团队成员优势互补，经验丰富，知识面广。我们总是相互学习，彼此支持。来自更高级别的保障顾问提供监督服务，助力助产士的专业发展。在服务过程中，或者由于事情复杂性的增加而出现任务重新分配之时，经验丰富或视角不同人士的意见或建议就显得尤为重要了。

实践知识点

- 习惯反思。每个病例，无论成功与否，每次反思都能发现新体会。
- 寻求帮助。提供顾问、额外培训，多学科专业建议，团队其他成员均能提供丰富的知识和多元视角来支持你的发展。
- 相信团队的力量。互相信任才能互相学习；还能安心休假，因为团队其他成员也能很好地帮助孕产妇。
- 照顾好自己。自己身体不佳，就无法帮助别人。

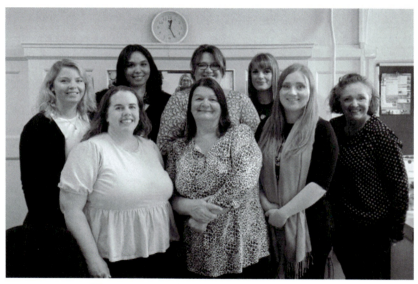

▲ 图 7-2　**Acacia 脆弱女性服务团队（巴尼特医院）**

（二）助产士围产期精神疾病护理工具包

许多未掌握心理健康专业知识的助产士发现自己很难与孕产妇讨论心理健康疾病相关话题。这当中原因很多，如缺乏信心、技能和知识，更多的是相关专业培训不足（Coates & Foureur，2019）。然而，只要加强专业培训，助产士就有能力营造利于女性信息披露的安心氛围，向女性和其他帮助她的人提供 PMI 信息；助产士还能掌握有利于女性和家人的其他有用信息和转诊途径，从而在提高围产期心理卫生保健发展上发挥关键作用（Viveiros & Darling，2018）。

实践知识点

营造安心氛围，利于女性信息披露所需的关键因素。
- 进行良好的沟通。
- 给予时间和空间来建立信任关系。
- 应注意到首次约见时女性不一定会告知 PMI。
- 要有职业好奇心：善于领会言外之意，不惧怕试探性的问询，善于询问"为什么"。

——Jen Burnham

皇家自由 NHS 基金信托医院脆弱女性服务团队首席专家级助产士（巴尼特医院）

1. 产前护理

从 PMI 的角度来看，通常在妊娠 8～12 周进行的首次助产士约见有助于评估并确定产妇是否患有心理健康疾病；同时，助产士还可以评估确定可能促使女性在妊娠期或分娩后罹患 PMI 的风险因素。这是助产士和女性之间建立互信互重关系的极好机会，今后乃至整个围产期间，助产士都要和女性维持这种良好关系。因此，收集信息时保持敏锐客观的态度，对于营造利于女性信息披露的安心氛围至关重要。

助产士需充分掌握以下风险因素。
- 心理健康问题史。
- 童年时期的被虐待和被忽视的经历。
- 家庭暴力。
- 人际冲突。
- 社会支持不足。
- 酗酒或药物滥用。
- 意外或非意愿妊娠。
- 移居状况。

既往流产、死产或新生儿死亡也有可能导致父母双方出现心理健康问题；因此，有必要了解详细的产科病史并在必要时提供进一步的支持（PHE，2019）。

2. 焦虑与抑郁

焦虑和抑郁在妊娠期间很常见，每 100 名孕妇中有 10～15 名在妊娠期间患焦虑和抑郁（RCPsyc，2018）（见第 1 章）。对大多数女性来说，妊娠是人生大事，让人既兴奋，又恐惧。因此，首先需要明白"焦虑"本身是人类对"人生大事"的正常反应，但持续焦虑会让部分女性虚弱无力、疲惫不堪。

很多因素能够引发妊娠期间焦虑。心理较脆弱的女性会面临更大的风险。可能有些女性一生的焦虑只增不减，妊娠只会让其雪上加霜。助产士在每次产前约见时都应了解致使妊娠期女性焦虑的脆弱性因素。

与妊娠本身相关的焦虑或妊娠特异性焦虑，被归类为一种独特的综合征（Huizink，Mulder，Robles de Medina，Visser，& Buitelaar，2004）。妊娠特异性焦虑指的是因分娩、婴儿健康状况和女性角色转变产生的明显担忧（Robertson Blackmore，Gustafsson，Gilchrist，Wyman，& O'Connor，2016）。一项前瞻性队列研究发现，妊娠特异性焦虑在妊娠晚期时加剧，初产妇的分娩焦虑明显高于经产妇（Khalesi & Bokaie，2018）。但不要把这与生育恐惧症相混淆，生育恐惧症是对妊娠和分娩产生的严重恐惧感（见第 1 章）。

广义焦虑障碍量表（Generalised Anxiety Disorder Scale，GAD-2）是一种用于帮助识别妊娠期间焦虑症的评估工具。尽管该工具在普通人群中具有良好的筛查准确性而被推荐使用，但围产期人群的证据基础似乎有限（Sinesi，Maxwell，O'Carroll，& Cheyne，2019）。可使用该量表来确定焦虑障碍的潜在性（表 7–1）。但如果发现问题，应转诊到专业的围产期心理专家团队。

表 7–1　产前筛查的问题示例

Whooley 问题工具

- 过去 1 个月，你是否经常因抑郁或绝望而烦恼
- 过去 1 个月，你是否经常因对做事缺乏兴趣或乐趣而烦恼

（NICE，2014）

GAD-2 筛查工具的应用示例

- 过去 2 周，你是否经常感到紧张、焦虑或不安
- 过去 2 周，你是否经常无法停止或控制担忧而烦恼（NICE，2014）

3. 焦虑可能已经成为心理健康问题的迹象

- 焦虑感非常强烈，并且持续很长时间。
- 恐惧或担忧与实际情况不符。
- 避免可能引起焦虑的情况。
- 担心造成痛苦万分且难以控制。
- 经常出现焦虑症状，可能包括惊恐发作。
- 发现日常生活困难且无法享乐。

（MIND，2017）

每次分娩前和分娩后接触时，助产士应询问产妇的情绪健康状况，在需要时提供支持。更为重要的是，首次接触时就应尽量收集全方面的病史，了解孕产妇的各种心理及精神健康状况，不应仅限于焦虑和抑郁（Nagle & Farrelly，2018）。应在第一次分娩前约见时（若发现心理问题）安排高危孕产妇转诊给专业的具有心理健康咨询资质的助产士，提供有关早期干预和获得服务的信息（Nagle & Farrelly，2018）。根据焦虑的严重程度，干预措施可能包括认知行为疗法（见第3章），必要时进行药物治疗（NICE，2014）（表 7-2）。

表 7-2　进一步指导焦虑和抑郁筛查

如果孕产妇对焦虑或抑郁识别工具中的任何一项呈阳性，建议采取以下措施

- 如果孕产妇有出现心理健康问题的风险或存在临床问题，请考虑使用爱丁堡产后抑郁量表或患者健康问卷（patient health questionnaire，PHQ-9）作为全面评估的一部分，或者将孕产妇转诊至全科医生。如果怀疑有严重的心理健康问题，请考虑将孕产妇转诊给心理健康专家
- 如果孕产妇的广义焦虑障碍量表（GAD-2）得分为 3 分或以上，考虑使用进阶焦虑量表（generalized anxiety disorder 7 item，GAD-7）进行进一步评估或将孕产妇转诊给全科医生。如果怀疑有严重的心理健康问题，请考虑将她转诊给心理健康专家
- 如果孕产妇的 GAD-2 量表得分低于 3 分，但仍担心她可能患有焦虑症，请提出以下问题：你有没有回避某些地方或活动，有没有因此而造成烦恼
- 如果她的反应呈阳性，考虑使用 GAD-7 量表进行进一步评估，或将该女性转诊给全科医生。如果怀疑有严重的心理健康问题，则转诊给心理健康专家

（NICE，2014）

病例研究 7-1　妊娠期间的焦虑和恐慌症发作

在首次产前检查时，Lisa 就把自己曾患严重焦虑和恐慌症发作的病史告知了助产士。这是 Lisa 的第一个孩子，她今年 28 岁，每天约抽 10 支烟。经过助产士的亲切询问后，Lisa 透露，她仍然每天感到焦虑，而医院对她来说是一个重要的触发因素。她没有服用药物，但在过去曾接受过认知行为治疗。Lisa 被转诊到脆弱女性服务团队，由该团队提供连续性护理。

随着妊娠进展，Lisa 的焦虑变得越来越严重。与 Lisa 讨论后，制订了以下方案。

- Lisa 要求在集中分娩中心（译者注：集中分娩中心是指与医院具有一定联系的分娩中心，但不隶属于医院）生产。
- 为 Lisa 和她的伴侣安排参观分娩中心。
- 产前检查将在医院进行，以便 Lisa 熟悉医院环境和分娩中心。
- Lisa 被安排会见脆弱女性服务团队的其他助产士，她们可能需要随时待命进行分娩期护理。这是为了帮助 Lisa 熟悉可能在分娩期间照顾她的助产士。

36 周时，B 超显示胎儿生长速度有所减缓。医生建议 Lisa 连续 2 周，每周做一次胎心监护（cardiotocography，CTG）。她对孩子的健康状况更加焦虑了，也非常担心自己无法在分娩中心分娩。值得庆幸的是，后来的 B 超扫描显示，胎儿的生长速度加快了。然而，她的恐慌症发作更加频繁了。不过，她也使用了一些分散注意力的技巧来对付恐慌症，包括以下措施。

- 喝一杯冷水。
- 用风扇让自己冷静下来。
- 利用手机或平板电脑玩游戏。
  团队为 Lisa 制订了新方案，具体如下。
- 入院分娩时，先在分娩病房接受 CTG 检测。如果 CTG 正常，则转到分娩中心。
- 参观分娩病房和分娩室。
- 讨论分娩出现高风险的可能后果。

- 如果 Lisa 在分娩时恐慌发作，条件允许的情况可以使用玩手机游戏的方式分散注意力。

1 周后，Lisa 在分娩病房产下一名男婴，没有出现任何并发症。分娩后她发现母乳喂养困难而采用奶瓶喂养。她的焦虑又出现了。她担心自己选择错误。助产士都很支持她，没有强迫她进行母乳喂养。28 天后，Lisa 出院了，交由家庭随访人员跟进。她的情绪很稳定，而且也很享受做母亲的乐趣。

二、分娩护理

分娩对于女性来说往往是一个可怕的时期。对于初产妇或那些经历过创伤性分娩的女性来说，无法预估分娩具体过程可能会让人望而却步、困惑和压力很大。然而，针对分娩期女性心理护理的预期、控制和结果等 3 个重要方面值得我们深入探讨。

（一）预期

一些女性非常清楚地知晓她们在分娩期间会遇到的具体事情，通常会详细记录在分娩计划里，这有助于助产士提供周全且具有个性化的护理服务（Jackson，Anderson，& Marshall，2020）。有心理健康问题和复杂需求的孕产妇可能需要更为详细的分娩计划。作为以女性为中心的护理核心要素，制订分娩计划的重点是确保女性在分娩这样一个困难时刻能够表达自己的意见。理想情况下，由专门从事心理健康和复杂需求服务团队照顾的脆弱女性应接受连续性护理。但实际情况可能并非总是如此。因此，有必要让所有提供产时护理的助产士都能掌握相关知识，知晓如何支持有心理健康问题或复杂情感需求的女性。

沟通对于帮助女性实现其目标并在分娩期间提供有效、安全和支持性的护理至关重要（NHS England，2016；RCOG，2016）。最近一项有关妊娠期间护理方面的研究发现，患有 PMI 的女性认为医疗保健专业人员不太可能以她们能够理解的方式与她们对话，并且不听她们诉说，也不尊重她们（Henderson，Jomeen，& Redshaw，2018）。研究还发现，相比心理健康的孕产妇，患有 PMI 的女性明显更担心分娩，对分娩经历更不满意（Henderson 等，2018）。不满意的原因有 3 点：①在她们担心的时候无人陪伴；②与助产士的互动不佳；③对助产士缺乏信心和信任（Henderson 等，2018）。有趣的是，患有 PMI 的女性认为她们实际的分娩体验高于她们的预期（Henderson 等，2018）。考虑到这一群体可能对分娩的焦虑感更大，持有该观点也就不足为奇了。

有效沟通是为女性及其伴侣营造安全的心理空间之核心要素。因此，沟通过程中应考虑措辞、说话方式、语气或口吻，这些都是女性关注的重要细节。用 Mavis Kirkham 的话来说，有效沟通是"了解和建立良好人际关系的前提和工具"（Kirkham，1993）。

对于因性虐待或以前有过产科或创伤性分娩经历的女性而言，使用某些特定的词汇、短语或口语表达可能会造成伤害。一般来讲，应避免使用幼稚化的语言称呼分娩中的女性，或者剥夺她们的权利或使用高人一等的言词。事实上，如果女性听到"好女孩"的称呼或被告知"躺下"这样的命令时，可能会想起曾经的创伤经历，从而再次遭受创伤。许多女性不会透露性虐待经历，但这可能是她们遭受心理健康问题的根源所在。因此，助产士在每次助产过程时都要牢记在心（Montgomery，Pope & Rogers，2015）。

> **实践知识点　如何与患有 PMI 的女性进行有效沟通**
>
> - 平静而友善地说话。
> - 以女性和她的伴侣能够理解的方式沟通临床护理专业知识。
> - 说话清晰明确。
> - 积极倾听。
> - 认同女性的感受。
> - 使用"我能为你做些什么呢？"这样的问句。
> - 了解女性习惯的应对方法，并与女性一起努力来支持她。
> - 与多学科团队讨论产妇护理时，记住要她和她的伴侣一起参与进来。
> - 认真思考分娩时的语言使用。采用适当的词汇、短语或语调，避免让女性感到信心丧失或者被看成婴幼儿。
> - 与产妇沟通之后再离开现场，解释自己离开的原因。
> - 有些孕产妇可能想在分娩期间和伴侣单独待一段时间；在安全的情况下，主动询问她是否有此想法。

（二）控制

人们普遍认为，促进积极分娩经历的因素包括分娩过程中的控制感（Czarnocka & Slade，2000；Ozlo 等，2018）、积极参与护理的机会（Jackson 等，2020；NHS England，2016；Ozlo 等，2018；RCOG，2016）和支持性护理（Ozlo 等，2018）。控制感的意义很重要，对内是一种心理应对机制，对外是积极参与自我护理。内部控制可包括自我控制，如思想、行为和应对分娩的痛苦控制（Ozlo 等，2018）；外部控制是指女性参与自己的护理，知晓分娩过程发生的事并参与护理决策（Ford & Ayers，2008；Green & Baston，2003；Ozlo 等，2018）。

（三）以助产士为主导的分娩中心及家中营造安全的分娩环境

与女性一起共同创造安全的分娩环境有助于产妇保持分娩控制感。临床医生在考虑营造安全的分娩空间时，重点往往放在评估身体适宜性、产科学及其他医学因素。后者可能会影响是否计划在家或医院分娩的建议或讨论。NICE（2017）也明确探讨了初产妇和经产妇如何利用现有的风险因素评估选择合适的分娩地。

至于患有围产期精神病的女性，NICE 指南认为，只有 2 类产妇才需要指定特殊分娩地：①患有精神障碍且当前住院治疗的女性（"表明风险增加，建议计划在产科病房分娩"）；②患有精神障碍且目前在门诊治疗的女性（"表明计划分娩地时需要进行个人评估"）（NICE，2014）。

该指南的潜台词是，对于许多准备分娩的女性来说，倘若存在 PMI、身体或心理创伤和恐惧症时，她们几乎没想过可以选择在医院之外的地方分娩，尽管那也是可行且具有潜在益处的选择。现实生活中此类事件也频繁发生。许多研究表明，女性往往没意识到她们可以自主选择分娩地点，想当然认为只能选择在医院分娩（Hollowell，Li，Malouf，& Buchanan，2016）。因此，在没有明确的产科疾病或其他疾病，也没有 NICE（2017）指南中提及的情况下，没有证据表明不应为女性提供分娩地点的选择机会。家庭分娩会加剧产妇的分娩风险，为了降低风险，最好选择产科分娩中心分娩。否则，在孕妇考虑分娩地时，还是需要向她提供居家分娩或在以助产士为主导的分娩中心（midwifery led unit，MLU）这 2 个选择机会。诚然，选择不在医院分娩并非有利于所有人。不能因为患有 PMI、创伤和恐惧症的孕产妇或护理人员不知情，或者对在这两地分娩存有错误的担心就排除她们在家或在 MLU 分娩的可能性。

后文探讨受围产期心理健康问题困扰但适合在家和 MLU 分娩的孕产妇需要注意的事项。分娩地选择和计划产时分娩护理安排时，可参考如下跨学科和多学科团队（但不限于）。

- 提供连续性或产时分娩护理的助产士。
- 产科医生。
- 顾问助产士（译者注：顾问助产士是指经验丰富的助产士，被公认为领域的临床专家，助产士临床职业生涯最高级别，代表着丰富的临床实践经验、专业知识、卓越领导能力和学术能力）。
- 新生儿科医生 / 儿科医生。
- 全科医生。
- 围产期心理健康团队。
- 精神科医生和精神科团队。
- 社区精神科护士。
- 社会工作者。
- 药剂师。

（四）家庭分娩和以助产士为主导的医院内分娩的证据

分娩低风险女性居家分娩的安全性已经被充分证明。低风险经产妇选择家庭分娩可能比在以助产士为主导的医院内分娩更安全，主要原因是降低了干预率，提高了正常分娩率（Brocklehurst 等，2011；Hutton，Reitsma，& Kaufman，2009；Kennare，Keirse，Tucker，& Chan，2010；Zielinski，Ackerson，& Low，2015）。此外，认识到医院外分娩和助产士主导的分娩护理的好处可能会提高自然分娩率（NHS England，2016；Sandall，Soltani，Gates，Shennan，& Devane，2016）。

产科标准化护理与之完全相反。因其本质上是将个体从分娩过程中脱离出来，完全不考虑分娩的个体差异，产妇标准化护理有可能阻碍分娩的进展。《国家产科回顾：优生》（*The National Maternity Review: Better Births*）（NHS England，2016）也承认这一点，并为改善个性化护理和连续性护理制订了标准，在英格兰全境，乃至整个英国推广，还设立专门的家庭分娩团队和连续性护理。

病例研究 7-2　Montgomery v. Lanarkshire Health Board（2015）UKSC11. 案件（译者注：此处为译者补充病例）

原告 Nadine Montgomery 身材矮小且患有糖尿病（意味着容易产下巨婴），于 1999 年 10 月 1 日在 Bellshill Maternity 医院产下一子。由于分娩期间发生了肩难产并发症和随后一系列的分娩困难，婴儿出生时患有残疾。

Montgomery 起诉了负责她分娩工作的 Dina McLellan 博士，理由是 McLellan 未告知她肩难产的风险为 9%～10%，以及她可以选择剖宫产。

最终，最高法院裁定，根据 Hunter v Hanley 的测试，不存在疏忽，并且不存在因果关系，因为即使被告知分娩风险，原告也不会接受剖宫产。

Kerr 法官和 Reed 法官认为，医生是否会与患者讨论风险程度并不取决于医学知识或医疗经验，而是医生在对患者的尊重程度上存在分歧。一个人当然可以决定她不希望被告知损害风险。针对法官的判决意见，医生没有义务与一个明确表示不愿意讨论治疗风险的人讨论治疗所固有的风险。决定一个人是否愿意接受信息可能需要医生的判断，但这并不依赖于医学专业知识。同样，医生必须对如何才能最好地向患者解释风险作出判断，并掌握有效解释可能需要的技巧。

然而，所要求的技能和判断并不同于 Bolam 规则，Bolam 规则赋予某一种医学观点和做法以极大的权威和尊重。它认可医学界对某一医学问题很可能存在两种或两种以上不同的观点和做法这一客观现实，它将某一做法是否过失的任务几乎交给了医学界，而且以为不能仅因为存在不同观点就认定某一做法存在过失。

如果医生在合理的医学判断中认为披露会对患者有害，那么医生可以不必披露，但这种考虑并不能为所谓的"治疗例外"提供一般规则的基础。精神健全的成年人有权决定接受何种治疗方式，并在治疗干预其身体完整性之前获得同意。因此，医生有义务采取合理的方式，以确保患者明确知道任何推荐的治疗所涉及的任何实质风险，以及任何合理的替代疗法或变异疗法。

（五）风险论述

风险感知在本质上涉及极度的个性化和高度的主观性（Lee，Ayers，& Holden，2016）。因此，助产士提供的任何建议都应考虑到个人因素和无偏见性两者之间的平衡度。研究表明，影响女性选择分娩地的因素多，包括曾经的分娩经历，从家庭、朋友、助产士和其他临床医生处获得的相关信息，医疗保健服务的个人偏好和既往经验。此外，多学科团队成员的观点也很重要，他们的风险评估往往与女性本人的感知相左（Coxon，Sandall，& Fulop，2014；Coxon，Chisholm，Malouf，Rowe，& Hollowell，2017；Healy，Humphreys，& Kennedy，2016，2017）。从风险的角度看待分娩会从原本支持生理性的过程转变为风险管理控制，这可能影响支持产妇做出知情选择（Healy 等，2017；Naylor Smith 等，2018）。

NMC（2018）守则明确规定，助产士应该支持女性的知情选择，无须考虑临床医生是否同意。此外，该守则还要求产妇基于证据提供信息。特别是产妇基于任何方法做出可能"违反指南"或"有悖医疗建议"的选择时，更需提供证据支持。因此，必须将女性本身的复杂性或心理脆弱性与最可靠的证据、不偏不倚的信息和建议进行权衡，从无偏见的角度向女性告知风险和益处，允许她对自己的护理做决定（NICE，2014）。Montgomery v. Lanarkshire Health Board（2015）案件的判决结果要求医疗保健提供者与患者讨论风险时必须考虑到对方的个人需求和具体情况，告知对方拥有的选择权（包括拒绝被护理权）。医疗保健提供者还要知晓保护女性自行选择分娩地的人权法案（WHO，2012）。

选择和拒绝护理或医疗建议的权利

值得注意的是，不能要求女性一定要接受分娩地的建议。除非女性存在心智方面的问题，否则不能推翻女性的选择，也不能胁迫她。这些行为既不道德，也不合法。遵循产妇的选择是现代产妇护理的基本原则（DOH，2007）。

因此，最重要的是与女性沟通合作，以便她们在个人需要的情况下做出选择。NICE（2017）明确列出了会增加风险的产科或其他医疗疾病。因此，建议在产科病房分娩时（无论是否被采纳），都应涵盖个人风险评估，特别是基于以下考虑。

- 焦虑症。
- 抑郁症。

- 创伤史。
- 恐惧症。
- 人格障碍。
- 性虐待史。

虽然持续治疗和照护心理健康问题可能对分娩地点有影响已得到公认，但不应该不讨论分娩地点的选择，更不应该排除孕产妇不考虑多学科团队的建议而选择家庭分娩或 MLU 分娩的可能性。讨论过程必须尊重对方、关怀对方，就如何达成个性化的方案相互协议或妥协。NICE（2017）还要求营造尊重关怀的文化氛围。无论女性最终是否采纳我们作为医疗保健专业人员提出的建议，与她们沟通时应注意恰当的言行举止。

在帮助女性做出知情决策的讨论之时，我们必须认真思考是否存在精神疾病、生理或心理创伤和恐惧症等影响分娩地选择的因素，还需要考虑产科和医疗因素。最后，家庭分娩可能也会被认为是出于保护的需要。

（六）选择家庭分娩的好处

1. 连续性护理

研究表明，连续性护理（continuity of care，CoC）仍然是助产实践的基础，能为孕产妇及其家庭提供统一的高质量护理，提升孕产妇满意度和自然分娩率。连续性护理模式已被证明在所有的护理领域都有效，尤其适用于面临社会心理和心理健康挑战的人群（Brocklehurst 等，2011；Hodnett 等，2008；Rayment-Jones，Murrells，& Sandall，2015；Renfrew 等，2014；Sandall 等，2016）。

对于患有心理疾病且选择家庭分娩或 MLU（图 7–3）分娩的女性，CoC 模式能有效提供支持和改善分娩结局。该模式涵盖跨学科和多学科团队，并指定一名助产士负责协调工作。NICE（2014）认为，孕

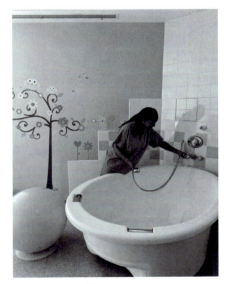

▲ 图 7-3　分娩中心

产妇的有些心理健康疾病（如焦虑和抑郁）在妊娠期间可能没有得到完全诊断。因此，可利用 CoC 对所需的支持进行初步评估，实时熟悉和检测症状的发展，必要时适当转诊。还能有助于建立信任关系，促进困难暴露和共创护理途径。因此，对于罹患更为严重的心理疾病且已接受护理的女性而言，CoC 的好处显而易见。

2. 自主性、控制性和分娩环境

人们普遍认为，临床分娩环境影响产妇安全和其分娩信心。刺眼的灯光、响亮的警报和哔哔声、临床气味、身穿制服的陌生临床医护工作人员和医院常规都会干扰分娩，对分娩和随后的分娩结局不利。

对于女性分娩经历愉悦与否、后续是否健康，或者对患有 PMI、创伤或恐惧症的女性而言，分娩环境是首要思考的问题。选择舒适的分娩环境，加上相关信息充分、易懂且传达合适，是构建积极分娩心态的必要前提（Green，Coupland，& Kitzinger，1990）。这一点也得到了 NICE（2017）的认可：妊娠和分娩对于任何女性而言都是人生大事，可能会情绪激动。因此，为了确保女性情绪稳定，需要抱着同理心倾听她和她家人的意见。

在医院等临床环境中进行分娩，女性会受常规护理和医疗模式的影响，可能会感到痛苦、丧失话语权、失去掌控力，并且脆弱感加剧（Green 等，1990）。有理由相信，所有这些都有可能产生不利影响，或者造成既往精神疾病或创伤的恶化。相反，身处家庭或类似的环境中进行分娩有可能会有利于改善分娩结局和心理健康。由 Hodnett 等（2010）进行的 Cochrane 系统综述发现，从身体、心理和情感的角度来看，积极参与临床决策的女性会有更舒适的分娩体验和良好的分娩结局。此外，如果在非分娩套房环境，或在模拟非医院环境中进行分娩，镇痛干预或助产干预（如增强宫缩或手术分娩）的需求会减少，并且更能理解助产士的支持，安全感也更强。以上发现在 Lock 和 Gibb（2003）研究中得到了证实，他们的研究焦点是分娩环境及其作用（Brocklehurst 等，2011）。

（七）熟悉周围环境和护理者，知晓分娩的生理机制

为了使自然分娩顺利进行而不受生理因素阻碍，必须考虑许多因素。当分娩的女性感到安全、没有受到干扰、得到支持时，就会出现催产素反馈循环，此时产妇就会跟随身体自发产生的下意识信号进行自然分娩，发生摇摆、挪动、出声

等。为了做到这一点，女性必须把自己的身体交给无意识的神经冲动，任由其发展，任凭身体做出反应，这样可能会产生下丘脑导向的分娩过程。

为了支持上述分娩过程，要点是制订通用性的方式，以营造适合产妇生理变化的分娩环境。助产士应非常熟悉这些做法。

- 柔和的光线。
- 芳香疗法或孕产妇熟悉且舒心的香氛。
- 安静祥和的环境。
- 温度舒适且由孕产妇掌控。
- 从孕产妇视线范围内移除临床设备。
- 尊重隐私。
- 维护孕产妇尊严。
- 提供营养和水分补充。
- 避免直接观测。
- 控制分娩环境人数。
- 温和鼓励。

1. 针对选择 MLU 或家庭分娩且患有 PMI 女性的注意事项

在很大程度上，根据当前病情和治疗手段决定孕产妇选择家庭分娩时是否会碰到困难，从而需要讨论。总的来说，在没有其他医疗或产科风险因素，或者被评定为是"低风险"的情况下，病情较轻的孕产妇可能只需要根据 NICE 准则和当地信托医疗机构政策接受监测和支持。分娩地选择只是她们接受护理计划的次要因素。

2. 分娩偏好和计划制订

需要倾听女性的意见，营造开诚布公的讨论氛围，就分娩偏好方面提供适当的信息（Hinton，Dumelow，Rowe，& Hollowell，2018）。了解女性选择家庭分娩或 MLU 分娩的原因有利于后续计划的制订。有时女性是出于认识到家庭分娩或 MLU 护理的好处而选择。然而，也可能是由于恐惧症或受之前妊娠期的困难经历驱使，而与当前或曾经的心理健康问题无关，还有可能与以前妊娠期间所遭受的创伤有关（即死产或分娩模式）（Gribbin，2017）（与产妇讨论"广场"恐惧症和其他可能导致转移困难的心理疾病时，抑或是需要提供特别干预措施时（如紧急阴道检查），应小心谨慎地提出。若确实有必要，需坦诚说明实施过程，并时刻关注产妇的反应。

选择家庭分娩或 MLU 分娩的理由高度个性化。作为主要照顾者的助产士必须理解这些动机因素，在制订分娩计划偏好时要关注产妇的个人动因，还要多做"设想"。研究女性的选择和偏好，制订应对分娩偏好策略。掌握沟通、检查、特殊干预法、转移、分娩镇痛和产后护理等相关知识。关键是要确保产妇的自主性。由于环境原因导致分娩偏好改变时，应灵活运用上述策略。

另外，女性可能会发现某些干预措施（如催眠分娩、想象法、肯定法）有助于控制焦虑。这个时候通常用"涌现（surge）"、"挤压（pressure）"或"感觉（sensation）"代替"收缩（contraction）"或"疼痛（pain）"等词。理解此种做法的目的也颇为重要。假如产妇能认真聆听并仔细揣摩这些词语，她们感受到尊重，便会尽一切努力去实现这些语言寄托的期许。

实践知识点　支持产妇和她们的选择

- 探讨产妇选择或拒绝某种分娩地的原因时需有敏锐性。
- 考虑安排产妇与其他经历过特定分娩地的产妇或家人交流心得，可采用小组交流或会见助产士的形式。
- 开发探索分娩偏好的通用模式，以共创商定好的护理途径。
- 考虑安排个性化的参观临床环境，如分娩室、产妇病房和新生儿病房，邀请跨学科和多学科团队成员参加，增进熟悉感。
- 确保发现产妇困难后能尽早进行适当转诊，帮助产妇获得进一步支持（即心理咨询和全科医生）。

---

3. 药物治疗

定期服用治疗精神疾病药物的女性需要定期复查，接受产科顾问和心理健康团队小组检查，有可能会因妊娠情况调整治疗方案。许多妊娠期间服用的药物不会影响助产服务和产时护理。然而，服用某些药物需要在分娩时进行持续胎儿健康监测，或者在分娩后监测新生儿不受药物影响的状态。这些做法会影响分娩地的推荐，需要纳入到相关脆弱女性支持组织同跨学科和多学科团队成员共同制订的分娩方案之中。

实践知识点　药物治疗

- 确保必要时尽早转诊且进行持续药物检查。
- 尽早讨论分娩后需要重新开始或重新审查的用药方案。
- 如果整个妊娠期间持续用药，邀请新生儿照护团队参与到有关分娩计划的讨论。
- 将药物治疗方案纳入到分娩前和连续性护理需求的讨论。
- 如果分娩后重新开始服药，尽量确保家里药物充足。

---

4. 转院

根据临床情况，从家庭分娩或 MLU 转院的可能因素颇多，如分娩镇痛、分娩过程方面的考虑、产科或新生儿急诊、产后监测等。根据"分娩地研究"（2011），低风险初产妇计划家庭分娩的转院率为 45%，独立分娩中心的转院率为 35%，辅助分娩室的转院率为 40%；低风险经产妇计划家庭分娩的转院率降至 12%，独立分娩中心分娩的转院率为 9%，辅助分娩室分娩的转院率为 13%。讨论转院事件时应该考虑转运过程的护理和时间需要，以及应对策略。例如，家庭分娩或独立 MLU 分娩时利用救护车转运或转院时可能经过以前创伤经历的临床区域等。在某些情况下，可能需要与新生儿和产科小组一起制订计划，讨论针对分娩前服用精神类药物产妇、新生儿的检查或观察是否恰当。应同产妇和家人一起，联合多学科团队把上述情况清楚明确地记录在分娩计划之中。

实践知识点　安全转院计划

- 与产妇讨论和思考可能发生的各种潜在事件及其护理途径。
- 考虑分娩前参观会带来潜在问题的临床区域，咨询心理健康团队，获取孕妇经过该区域可能出现的情绪反应。
- 在可能的情况下，确保在转院或移交给连续性护理团队后护理人员保持不变。

- 如果已有分娩后转院计划以供查阅，确保每个多学科团队成员都知晓此事并能够获得书面护理计划。

5. 建立 MDT（即围产期精神病学和护理同事）之间关系的策略和针对助产士家庭分娩具有复杂健康需求女性的支持

支持患有心理健康问题女性选择分娩地时，相关调整和思考需基于共同制订的分娩计划、充分的沟通、全面的照护和了解女性的特殊状况。创立多学科和跨学科团队，致力于以孕产妇为中心的护理才是首要事务。换言之，这意味着这个团队将全面参与护理计划的制订。

虽然习惯上助产士工作的主要任务是家庭分娩和 MLU 护理，但仍存在需要处理多学科团队协作任务。如果患有 PMI 或其他疾病的女性选择在家庭或 MLU 环境中分娩，则必须保证该产妇能持续性接受该团队的支持，团队提供的帮助和营造的关系要值得信任和舒适。Madeley、Williams 和 McNiven（2019）研究了助产士提供这种护理的经验。他们发现，如果多学科团队能早日参与以孕产妇为中心的照护，则团队运作良好。顾问助产士在护理计划制订和倡导女性权利方面起着举足轻重的作用，特别是各个学科团队意见相左时，他们能起到协调助产士主张和团队其他学科成员的意见，共同寻找问题原因，以及利用分娩条件选择诊所和分娩准备协助女性选择分娩地。

实践知识点　促成分娩地选择

- 在可能的情况下，妊娠早期就应开始讨论孕产妇对分娩地的选择和对妊娠期间的期望。
- 制订指导方针和标准操作程序相融合的护理途径。制订可能被视为"偏离指南"的护理途径时更要注意。
- 确保女性参与跨学科和多学科团队内部和之间的沟通，还要保证沟通清楚、公开和及时。
- 保持与精神科和精神健康服务机构的合作关系，探索他们对分娩地选择的理解，就分娩地选择向他们提供信息支持。

- 确保向包括产科医生、精神病医生、护士、心理健康团队在内的多学科团队提供有关孕产妇选择的信息和知识，以及支持家庭分娩和 MLU 护理的证据。
- 在可能的情况下，确保孕产妇护理和护理提供者的连续性，最好是指定的助产士、产科医生和顾问助产士、心理保健团队 / 服务人员。
- 认可所有临床医生都应为个人的临床行为和疏忽负责（并且在能力和实践范围之内行医）。确保应用工作机制提高技能。记录和反思护理事件，以持续改善护理服务。

实践知识点　助产士在产时护理时如何帮助女性提高控制感

- 产时护理时选择合适的时机与孕产妇讨论分娩计划和首选的分娩地。理想时机是在女性第一次进入分娩病房或分娩中心时，或助产士到达孕产妇家时。
- 确保多学科的团队成员了解孕产妇的分娩计划。
- 陪同孕产妇分娩，以确保她的需求得到满足，包括缓解疼痛的方法、分娩姿势和其他任何请求。
- 确保分娩护理中的有效及充分的沟通。
- 如果分娩过程中出现并发症，应使用循证实践指南进行指导，并与孕产妇进行充分讨论，并确保她的选择得到支持。
- 若时间允许，尝试向孕产妇和她的伴侣解释发生的突发事件。事后同孕产妇及其伴侣和相关工作人员全面了解事情的来龙去脉很重要。

6. 产后转归

产后转归及其对产妇和家庭的影响各不相同。一个人认为的愉悦分娩经历在另一个人看来可能非常痛苦。分娩经历及对该概念的理解极其主观。每位女性的分娩历程——生理性分娩机制和整个妊娠期到为人之母的心路历程都是独一无二的。

即使按照临床标准判定为进展顺利的分娩过程，当事人也会持有非常不同的看法。事实上，高达 1/3 的母亲认为分娩时遭遇过创伤（Sandoz 等，2019）。原本就有心理健康问题的女性更有可能将分娩视为创伤事件（Simpson & Catling，2016）。如第 1 章所述，少数经历过创伤性分娩的女性可能会发展为创伤后应激障碍（Graaf，Honig，Pampus，& Stramrood，2018）。导致创伤性分娩经历的因素包括缺乏或失去控制、与医疗人员的沟通欠佳，以及在分娩期间缺乏实质性的和情感上的支持（Graaf 等，2018）。

在分娩环境中助力女性分娩期待的实现，提高她们的控制感可能可以预防分娩创伤的发生。然而，分娩不可预测，某些事件可能会偏离女性预期的分娩计划，给女性和她的伴侣带来痛苦。分娩期间经历过创伤（如紧急剖宫产或有早产）的女性群体中，患上创伤后应激障碍者多达 16%（Furuta 等，2018）。

研究建议，询问产后女性的分娩经历，以及她们的想法和感受如何，可能有助于判别女性是否经历分娩创伤和随后发生创伤后应激障碍的风险（Graaf 等，2018）。有些孕产妇自诉在创伤性分娩后没有得到支持，而且自己的想法和感受也没有被认真对待（RCOG，2017）。RCOG 提出建议，任何认为患有创伤性分娩的女性都应由围产期心理健康专家进行产后检查和评估（RCOG，2017）。同时，应向女性提供有关围产期心理健康症状出现时的求助渠道（RCOG，2017），其伴侣也应知晓相关信息。

发生分娩后心理健康状况似乎基于许多复杂因素的相互作用，如心理、社会、生物、环境和遗传等（Meltzer-Brody 等，2018）。四大危险因素已被明确判定会引发产后抑郁症：①个人精神病史；②同时发生不良生活事件；③与亲密伴侣的关系差；④社会支持不足（Rowe & Fisher，2010）。尽管经历创伤性分娩可能引发分娩后心理健康问题，但这方面的证据却不太充分（Rowe & Fisher，2010）。

同样，女性的家庭环境和其伴侣的心理健康状况也是重要的考虑因素（见第 6 章）。RCOG 孕产妇心理健康——女性心声报告（RCOG Maternal Mental Health—Women's Voices Report）（2017）研究发现，接受 RCOG 围产期心理健康调查的受访者当中，有 12%（即 1/8）的女性表示她们的伴侣经历过心理健康问题。调查总结得出以下问题与伴侣心理健康有关。

- 医疗保健专业人员只关注母婴的健康，很少关注伴侣的健康。
- 医疗保健专业人员没有询问伴侣的心理健康状况。
- 女性称她们的伴侣，尤其是男性伴侣，不太可能主动寻求帮助。

- 在某些情况下，如复发性流产或创伤性分娩时，主要向母亲提供心理护理，忽略父亲的需求。
- 许多女性感觉伴侣的心理健康影响他们之间的关系和相互支持，有时候还会导致两人关系破裂（RCOG，2017）。

7. 婴儿喂养

婴儿喂养是导致女性分娩后压力和焦虑的诱因之一。助产士经常亲眼目睹疲惫不堪、压力巨大的女性将难以母乳喂养的责任归咎到自己身上。有些女性可能会觉得受他人逼迫选择母乳喂养，若不从之，就会被另眼看待，从而进一步增加压力（Chaput 等，2016；RCOG，2017）。

母乳喂养困难和产后抑郁症之间的联系已经得到充分证明（Brown，Rance，& Bennett，2015；Chaput 等，2016）。产后抑郁症似乎与母乳喂养时间短和停止母乳喂养的多种因素有关（Brown 等，2015）。因出现母乳喂养导致疼痛和其他身体问题，女性决定停止母乳喂养，产后抑郁症尤其与之有关（Brown 等，2015）。

接受良好的婴儿喂养支持是预防产后抑郁症的保护因素之一（Chaput 等，2016）。帮助女性实施母乳喂养和支持女性不进行母乳喂养的决定也有助于孕产妇的分娩后心理健康（RCOG，2017）。同样重要的是，助产士要与女性和她的家人讨论产后抑郁症的迹象，而女性要有能力区分"正常"的产后焦虑情绪和真正的产后抑郁症。

8. 支持患有 PMI 的女性采用母乳喂养小贴士（Jenny Whelehan，皇家自由医院婴儿喂养专家助产士）

- 妊娠约 28 周时，所有母亲都有机会与助产士就如何照护婴儿和喂养方式进行有意义的分娩前谈话，可采用面对面或电话 / 虚拟平台形式。谈话内容包括母乳喂养对母婴双方的健康益处，以及她在医院能够获得的支持。同时，还可以谈及当地社区的支持和国家母乳喂养热线支持，这将确保孕产妇在选择喂养方面感到有所准备和充分支持。
- 患有抑郁、焦虑症或其他任何精神病史的孕产妇，或者目前正在接受精神疾病治疗的孕产妇需要更多的支持和安慰。她们若因自身用药对母乳喂养存有疑虑，需提供明确信息。英国母乳喂养网络（Breastfeeding Network UK）是一个基于证据的信息库。专业人士可以提醒女性访问。同时，还可提醒女性向产科医生寻求医疗支持。

- 妊娠开始之际，孕产妇的伴侣、朋友或家人就需要参与进来，让她感受到生命中最重要的人都在支持她。特别鼓励伴侣也参加产前孕妇学校的学习。
- 身为专业人士，我们必须尊重和认可每个孕产妇的喂养方式，并向她提供证据进行支持，帮助她与孩子建立快乐和友爱的亲子关系。孕产妇不应该被迫采用母乳喂养或对奶瓶喂养感到内疚。她的决定需要他人支持。
- 婴儿出生后，必须允许母婴肌肤接触，有临床禁忌者除外。肌肤之间的亲密接触增强了母婴间的情感联结，也促进首次母乳喂养（图 7-4）。即便选择奶瓶喂养，也仍应鼓励肌肤接触。换言之，就是倡导任何情况的母婴肌肤接触。助产士应该让母亲享受到她想要的亲密肌肤接触。

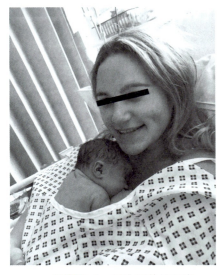

▲ 图 7-4　母乳喂养的母亲

- 母婴同室有利于早期母婴依恋和母亲的心理健康，以及婴儿的近远期健康，包括大脑发育。倘使母亲确实无法面对面地看到孩子，应通过 V Create（新生儿病房）等虚拟平台来帮助父母看到和听到孩子样貌和声音。可以使用具有母婴气息的贴身衣物，这样双方都能闻到彼此的气味，并为未来哺乳提供支持。这些方法均能促进产妇催产素水平的升高，从而加强母婴联结，促进新生儿大脑发育，营造放松有爱的氛围等。

结论

PMI 话题复杂，涉及面广。建议本章内容还需做进一步的阅读补充，特别需要关注 PMI 经历。每个女性都是独立的个体，她们的妊娠经历也各不相同（图 7-5）。扩大助产士的实践范围以囊括 PMI 是为女性提供整体护理的关键要素。要想辨别需要帮助的女性，需要眼观六路，耳听八方，善于察言观色，从无声的暗示中找出可能隐藏的创伤、疼痛或焦虑。我们可能永远无法完全理解他人对世界的认知和他们的思想情感，但只要加点理解力、同理心和耐性，我们至少可以提供一些帮助。

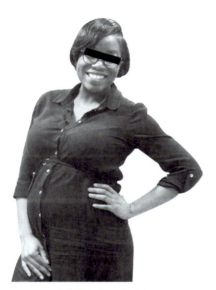

▲ 图 7-5 妊娠女性

复习要点

- 如何确保为孕产妇创造一个安全的分娩环境，让她在分娩前和分娩后护理期间自愿向你袒露任何心理健康问题？
- 如果被要求照顾患有 PMI 的女性分娩时，如何确保她的身心需求都得到满足？
- 如何为患有 PMI 的女性提供分娩地选择的建议？

第 8 章　跨性别人群的助产护理[①]

Men, trans/masculine and non-binary people and midwifery care

Damien W. Riggs　Sally Hines　Carla A. Pfeffer　Ruth Pearce　Francis Ray White　著

章　瑶　译

　　越来越多的跨性别人群考虑妊娠，有些也已开始尝试（Obedin-Maliver & Makadon，2016；Tornello & Bos，2017）。本章中的"跨性别人群"指那些出生时为女性但自我认知为男性的人群，使用"男性化的、男人的、跨性别的、具有男子气概的、非二元性别的、性别酷儿、无性别"等来称呼自己的人。本章基于针对跨性别人士妊娠的原创实证研究项目探讨 3 个话题：①跨性别人群与助产士的沟通经历；②助产士的看法；③跨性别人士在妊娠期间可能面临的特殊挑战。本章最后还提出了针对这一人群的最佳实践建议。

　　越来越多的关于跨性别人群妊娠的文献表明，妊娠、分娩和育儿对这群人士来说可能是一场痛苦的经历（Obedin-Maliver & Makadon，2016）。研究还表明，妊娠前阶段的挑战性尤为突出（Ellis，Wojnar，& Pettinato，2014）。毕竟妊娠前阶段可能需要暂停服用睾酮，而且有部分跨性别人士认为妊娠、分娩和母乳喂养天生属于女性行为；然而，还有一些跨性别人士对妊娠、分娩和母乳喂养持肯定态度。这 2 种截然不同的观点告诉我们，从生养孩子的角度来看，身体就体现出了目的和作用（MacDonald 等，2016）。尤其是当跨性别人群被其他人（包括医护人员及卫生保健专业人员）称之为是妊娠期的父母、父亲或爸爸时，他们就更持有此观点了。

---

① 译者注：本章内容与国内文化有差异，不具参考价值，翻译时已在尊重原著基础上做了最大限度精简处理。

　　到目前为止，关于助产士和跨性别人群之间的研究文献很少。瑞典的一项研究指出，助产士认为缺乏对跨性别人群妊娠的了解，但即使毫无头绪也想尽量投入工作（Johansson，Wirén，Ssempasa，& Wells，2020）。此外，助产士认识到连续性护理的重要性，以确保跨性别人群不必反复向他人解释自己的身份。另外，一项来自美国助产士的研究发现，一些跨性别的助产士遭遇污名化，还有一些人没有向其他工作人员和患者透露自己的性别经历史而遭到同事和管理者的逼迫（Kantrowitz Gordon，Ellis，& McFarlane，2014）。虽然在某些情况下，助产士协会已经采用"妊娠者"替代"母亲"和"女性"以包括所有人群，但这种做法遭到部分助产士和其他助产士协会成员的反对（Reis，2020）。还有研究表明，助产士宣传母乳喂养可能会引起一些跨性别人群的苦恼（MacDonald 等，2016）。

　　作者采访了生活在美国、加拿大、英国、澳大利亚、保加利亚和德国的 51 名跨性别人士。他们当中有很多人谈到了与助产士打交道的经历。有些人认为他们沟通的经历比较积极正面，他们遇到的助产士总是征得跨性别人群的同意才触碰他们的身体；修改文件（包括纸质和电子病历）以确保正确记录其性别；为其发声，想方设法确保其他医护人员使用正确的代名词。还有些受访者表示照护他们的助产士披露自己也是跨性别者，让他们感觉备受支持。最后，有些受访者的助产士是男士，所以体验感很积极。

　　然而，有些受访者也曾遭遇负面的沟通经历。例如，助产士并不在乎使用正确跨性别人群身体部位的术语；助产士将跨性别人群与顺性别女性（即非跨性别女性）之间的生育经历等同起来；尽管多次被纠正，助产士仍然重复出现误用指称跨性别人群的代名词等。当然，这些受访者并不期望他们接触到的每位助产士都是完美的，而是希望助产士会尽力去了解他们的具体需求。

　　作者还采访了少数具有跨性别人群接产经验的助产士，包括 2 名本身是跨性别者的助产士。这些受访者认为将跨性别人群充分纳入助产服务仍然面临着挑战。例如，缺乏如何服务跨性别人群的具体培训；缺乏对跨性别妊娠需求的认知，表现为过度关注跨性别人群的性别问题，忽略他们的妊娠；期待跨性别助产士在工作中应用自身经验启发他人，却经常无补偿；缺乏对跨性别人群产后护理的医学知识，特别是在母乳喂养和重新开始激素治疗方面；医护专业内部人员对服务跨性别人群的抱怨。

　　综合作者的研究和其他文献，以下是一些未来可应用在助产服务中支持跨性别人群的重要建议，以期进一步优化最佳实践方法。

- 向跨性别人群询问他们描述身体使用的代词、名字和术语。整理信息，确保所有相关人员知晓。不应由跨性别人群不断提醒告知医护工作者。
- 提供培训机会，追踪本领域研究的最新文献。针对跨性别人群的研究进展很快，需要持续跟踪和投入。
- 确保高质量的连续性护理，保证跨性别人士能与密切熟悉他们具体情况的助产士和医护团队合作。
- 避免对跨性别人群进行简单的生育经验比较。某些身体方面的助产经验的确可以共享。但是由于跨性别人士和他们的周围人士遇到过特殊性别经历，还有很多方面是跨性别人士所特有的。
- 对于部分（不是所有）跨性别人群来说，妊娠和分娩的经历可能特别痛苦。应尽量采取减少其痛苦的临床实践方法，触摸身体时、分娩过程和使用患者主导的话语时需征得妊娠者的明确同意。
- 即便面对反对意见也要积极提倡变革。例如，合理分配资源，使用多样化包容性的比喻和语言（如"妊娠者"或"妊娠人员"），使用场合包括办公室、各种表格、教育和培训材料、电子病历、与照护对象的互动交流等。
- 对部分跨性别人群无法进行母乳喂养一事要有意识。有一群人可能会觉得母乳喂养令人痛苦。此外，还有一些已经做过胸部手术但表现出积极意愿进行母乳喂养的跨性别人士，可能需要特别的支持技巧。提供的支持必须考虑到跨性别要素和具有包容性。
- 积极倡导并开展相关研究，以便更好地了解跨性别人群的具体社会和医疗需求，特别需要关注重新开始激素治疗的相关临床实践问题。

总之，对于许多跨性别人群来说，妊娠和分娩可能是一种积极的体验，但这取决于其他人员（包括卫生保健提供者）的反应，特别是在使用包容性语言方面。对于某些跨性别人群来说，妊娠和分娩也可能会很痛苦。然而，可以通过使用包容性的语言和尊重身体的自主权将痛苦降到最低。随着跨性别人群成为妊娠父母的数量持续增长，助产士应与这类群体一起积极成长，提高助产技能，提升对跨性别人群的理解，秉持支持开放的态度。

致谢

Damien W. Riggs，弗林德斯大学教育、心理和社会学院。

Carla A. Pfeffer，卡罗来纳大学社会学。

Sally Hines，谢菲尔德大学社会学研究系。

Ruth Pearce，利兹大学跨学科学习合作和社会学与社会政策学院。

Francis Ray White，威斯敏斯特大学社会科学学院。

由经济及社会研究理事会（Economic and Social Research Council）资助，ES/N019067/1。

复习要点

- 思考三个具体方案，如何确保助产士工作场所的表格、插图、宣传册和学习材料中涵盖跨性别人群？
- 思考三个具体方案，如何和同事一起确保相关人员（文员、管理人员和医疗服务提供者）致力于包容性、符合伦理道德和跨文化要求的跨性别人群沟通和护理？
- 思考三个具体方案，如何确保专业助产机构外能有包容性地宣传跨性别孕妇？

第9章 围产期精神疾病的外部因素
Exploration of extraneous factors that may contribute to the development of perinatal mental illness

Michelle Anderson 著

王 宪 王 芳 译

诸多因素会引发围产期精神疾病。本书最后一章聚焦现代生活，探讨其对妊娠和心理健康的影响。

一、全球性流行：COVID-19 大流行

突如其来的 COVID-19 大流行掀起了一场涉及身心健康两方面的变革海啸。英国于 2020 年 3 月实施全国封锁，随后又实施了市级区域封锁。全国封锁极大限制了英国这样一个由自由意志主导的社会。有时，在控制新型冠状病毒的传播和减少其对经济、生理和心理健康影响之间保持平衡方面，就像行走在悬崖边缘般摇摇欲坠。人类大战新型冠状病毒，但新型冠状病毒只有在社会责任缺失的情况才能肆虐人间。很多人在遵守社交限制措施（并且理解其重要性）的同时，也在与他们的社会良知进行抗争，因为他们意识到社会中相当一部分人感到孤立和孤独。由此可见，与所有流行病一样，COVID-19 大流行的影响深远，具有很大的社会复杂性。

为了控制新型冠状病毒传播而实施的社会限制措施本身就是导致群体心理健康状况恶化的关键因素（Anderson，2020）。与社会脱节、缺乏生活意义（目的）和经济压力等因素都会导致心理健康状况不佳（Holmes 等，2020）。生活在 COVID-19 大流行时代和生活方式改变带来的不确定性也有可能会增加许多人的焦虑水平（Kroenke，Spitzer，Williams，Monahan & Lowe，2007）。

COVID-19 大流行引起了很多妊娠期女性焦虑水平的上升（Royal College of

Midwives，2020a，2020b）。第一波感染期间，情况尤为明显，因为当时不清楚感染新型冠状病毒对妊娠的影响。除了妊娠之外，引发孕妇焦虑的压力源还包括财务问题、失业和儿童抚育。事实上，一项研究发现，妊娠期女性较少关心自身健康状况，她们更关心长辈、孩子和妊娠阶段的健康状况（Corbett，Milne，Hehir，Lindow & O'Connell，2020）。然而，另一项研究报道显示，由于担心COVID-19 病毒可能会影响到孩子，在 COVID-19 大流行期间高焦虑水平的妊娠期女性数量增加了 1 倍。焦虑的内容包括害怕胎儿畸形、胎儿生长受限和早产（Mappa，Distefano & Rizzo，2020）。

英国的医院为减少病毒传播而采取的措施可能增加了妊娠期女性的焦虑。这些女性被告知她们的伴侣不能陪同她们进行产前检查和扫描。此外，分娩前和分娩后病房探视也受到限制。这导致了女性在产前或产后从伴侣和其他家庭成员中获得的支持减少。

作者曾对 COVID-19 大流行如何影响妊娠期女性心理健康状况进行了研究（在撰写此文时，数据收集仍然在进行中），研究期间曾与妊娠期女性群体间开展了非常有意义的对话。以下内容来自小部分女性参与的半结构式访谈中期分析，主题为 "COVID-19 大流行和妊娠"。

- "我在扫描和住院期间感觉孤单。"
- "听到新闻上说每天都有人在死去，我很害怕。"
- "我很担心我的另一半不能陪我去产房。"
- "（在媒体上）得知黑种人、亚裔和少数族裔女性（Black，Asian and minority ethnic，BAME）可能面临的风险更大，这真的吓到我了。"
- "我感到孤单。"
- "我不认为自己是一个焦虑的人，但是我现在真的感到很焦虑。"
- "我的伴侣感到自己置身事外。"

看完这些信息，我们对女性在 COVID-19 大流行期间的感受有了些许了解。"感觉孤单"似乎是大家共同的感受，显然许多女性即使与支持自己的伴侣一起生活也会感到孤独，可见恐惧本身的主观体验可以放大孤立感，尤其是像在COVID-19 大流行这样充满高度不确定性的时代，更会如此。

封锁期间婴儿状况报告（Babies in Lockdown Report）（2020）分析了 5474份有关 COVID-19 大流行对英国各地婴儿和父母产生影响的在线调查（Parent-

Infant Foundation，2020）数据。

调查结果如下。

- 很多低收入家庭和 BAME 群体在 COVID-19 大流行期间遭受了更严重的打击。
- 近七成的父母（68%）感受到 COVID-19 大流行带来的改变正在影响他们未出生的孩子、婴儿或年幼的孩子。
- 近 87% 的父母因 COVID-19 大流行和封锁变得更加焦虑。
- 68% 的受访者认为他们应对妊娠或孩子的能力受到了 COVID-19 大流行的影响。这个数值在亚裔人群或亚裔英国籍人群中最高。
- 相比白种人，更少的亚裔或亚裔英国籍、黑种人或英国黑种人认为她们获得了在妊娠期间或分娩后所需的信息。
- 超过 1/3（34%）在封锁期间分娩的受访者表示分娩时的护理没有按计划进行。
- 28% 的受访者认为他们没有获得所需的母乳喂养的相关支持。

现在我们对 COVID-19 的临床认识有了显著提高。我们知道大部分感染了新型冠状病毒的女性只出现轻微的症状。垂直传播并不常见，并且不受分娩方式的影响（RCOG，2020）。然而，妊娠期感染新型冠状病毒后早产和剖宫产的风险提高约 3 倍（RCOG，2020）。

同时，还值得注意的是，有很多危险因素似乎与重症 COVID-19 和住院有关，包括以下方面。

- BAME 背景。
- 超重（BMI 25～29kg/m^2）或者肥胖（BMI≥30kg/m^2）。
- 妊娠前患有疾病，如原有糖尿病和慢性高血压。
- 妊娠年龄在 35 岁及以上。
- 生活在社会经济贫困加剧的地区或家庭。
- 如果所从事的职业增加暴露频率，如从事卫生保健或其他接触公众的职业（RCOG，2020），感染新型冠状病毒更为常见。

承认这一流行病对 BAME 女性的影响尤显重要。英国产科监测系统报告（UK Obstetric Surveillance System Report，2020）指出，在 COVID-19 感染后入院治疗的妊娠期女性中，一半以上是黑种人或其他少数族裔女性。值得关注的是，非妊娠期少数族裔的住院人数也有所增加。造成这种情况的原因可能是社会行为、健康行为、并发疾病和潜在的遗传影响（Knight 等，2020）。然而，需要进一步研究来验证这些假设。对于患有 PMI 的女性来说，结合新型冠状病毒感染和妊娠，BAME 女性可能会面临焦虑增加的风险。因此，助产士应该在可能的情况下要尽最大的努力让这群女性宽心。

大流行病造成的其他恶化情况包括以下几个方面。

1. 家庭暴力

有充分的证据表明，妊娠期间发生的家庭暴力有所增加（Finnbogadottir & Karin-Dykes，2016）（见第 4 章）。封锁可能对已经处于虐待关系中的女性造成严重后果，也可能是引发其他人开始家庭暴力的导火索。封锁期间，家暴慈善机构的求助热线和在线服务需求比平时要更多（RCM，2020a，2020b）。慈善避难所称，封锁期一天的电话接入量增加了 700%，寻求行为改变的施暴者打来的电话增加了 25%（Townsend，2020）。这些数字令人触目惊心，或许表明了许多女性在封锁期间面临的困难和危险处境。

2. 孤独感

尽管很多女性在妊娠期享受到伴侣的支持和关爱，也有一些女性可能依赖于家庭之外的支持帮助；还有一些女性也许是经历过感情破裂，或者选择独自度过妊娠期，所以这群女性没有伴侣陪伴。当然，没有什么比与一群朋友聚会，谈论如何拯救世界更美好的事了。但是，封锁期间一切都变了。

一项关于隔离和情绪对妊娠中期和妊娠晚期女性影响的定性研究发现了一个完全对立的有趣现象。很多女性庆幸她们与伴侣的关系在封锁期间没有恶化，还有很多女性享受这种从快节奏的生活方式中解脱出来的状态。与此同时，几乎有一半女性报告由于孤独和与亲朋好友失去联系而情绪低落（Milne，Corbett，Hehir & Lindow，2020）。

人类在本质上是群居动物。COVID-19 大流行期间，全球人口的孤独感普遍增加（Groarke 等，2020）。产生孤独感的危险因素包括心理健康问题、身为女性和收入低下（Groarke 等，2020）。很难知晓妊娠是否能成为某些女性抵抗孤独感的保护因素，毕竟妊娠本身赋予了女性人生目标和生活焦点。而在面对不确定性事件时，目标和焦点很重要。

3. 压力

研究揭示，COVID-19 大流行期间的女性更可能承担起照顾孩子的责任，居家工作的同时还要兼顾教育孩子（Savage，2020）。这种现象被称为"照顾者负

担"。COVID-19 大流行加大了照顾责任，而这些责任往往落在女性身上（Conner
等，2020）。在此期间两性不平等的问题尤为突出。当社会结构扭曲后，女性承
担了过高的期望。

简而言之，虽然 COVID-19 大流行对身心健康的长期影响尚不清楚，但是长
期影响是肯定会存在的。尽管我们不能预测今后是否还会发生疫情（在我们的有
生之年是可能的），我们需要从 COVID-19 大流行中吸取经验教训，以便在今后
的公共卫生灾难中更好地支持女性和她们的家庭。

二、数字和社交媒体

在过去几十年里，从工业革命到信息技术发生了一个划时代的快速转变。特
别是互联网的出现，已经改变了我们的生活方式。动动手指就能获取信息，能够
进行网上购物和网络社交，可以以一种前所未有的方式与他人联系——诸如此
类，不胜枚举！技术及其使用方法牢牢扎根于现代生活方式。由于天生具有适应
的能力，人类通过实际行动拥抱技术进步。虽然技术有诸多好处，但如何利用
技术却有相应的后果。Yamamoto 和 Ananou（2015）认为数字化应用会对认知、
社会、情绪和道德层面带来负面影响，指出以积极的方式使用技术，将其对人类
的负面影响降到最低是非常重要的。如果人类要在心理健康的背景下理解技术应
用，探索数字化应用的负面影响是关键。

目前，数字技术是否会影响心理健康仍无定论（Haidt & Allen，2020）。然
而，相关数据表明在过去几十年里，心理健康障碍的发生率似乎与基于电子屏
幕活动的增加有关（Hrafnkeldottir 等，2018），青少年人群尤为明显（Haidt &
Allen，2020）。使用电子屏幕的类型可能有所不同，但另一个可能导致心理健康
障碍发病率有所提高的潜在因素是社交媒体。许多研究表明，社交媒体和多平台
使用的增加与焦虑和抑郁有关（Becker，Alzahabi & Hopwood，2013；Vannucci，
Flannery & Ohannessinn，2017）。

社交媒体的负面影响包括以下方面。
- 感到自卑（如在社交媒体上与他人比较生活经历）。
- 错失恐惧症：社交媒体会加剧错失恐惧症，导致频繁查看社交媒体平台的更新。
- 孤立：频繁使用社交媒体会增加孤独感。
- 网络暴力：社交媒体平台中匿名留言更容易，这促进了语言暴力行为。

- 过度关注自身：不断分享"自拍"并发布更新会创造一个不健康的自我中心论，从而脱离现实生活（Robinson & Smith，2020）。

女性格外容易受到焦虑的影响（Remes，Brayne，Van Der Linde，& Lafortune，2016）。造成这种情况的原因颇多，但是在社交媒体背景下，焦虑与关注外貌、自尊心低、情绪多变和感觉外表不够迷人有关（Mills，Musto，Williams，& Tiggemann，2018）。这是因为女性更有可能维持和管理她们的社交信息（Perloff，2014），她们上传照片的频率也比男性高（Mills 等，2018）。这可能是为了迎合（西方）审美的刻板印象，但在与滤镜和 Photoshop 竞争的过程中变成了不切实际的努力。毫无疑问，一些育龄期女性属于这一类型，这可能会使她们在妊娠期间优先使用社交媒体。

妊娠期间，数字与社交媒体的作用可能会各不相同。妊娠期女性使用数字媒体的理由多种多样，如信息搜寻和信息分享（Oviatt & Reich，2019）。事实上，使用数字和社交媒体的优势之一在于用户能够以积极的方式与他人沟通，如建立支持网络并参与线上小组讨论等。然而，从网络媒体平台获得的信息有时可能有误（Harpel，2018）；使用者有时也可能会被太多选择所困扰（Oviatt & Reich，2019）。

引起女性焦虑的危险因素之一可能是在社交媒体平台中接触了有关妊娠和生育的虚假报道。"完美"妊娠和分娩的形象展示会引发一些女性的自卑感。有研究发现，对完美家庭形象的"过度分享"可能也会导致父母焦虑，"妈妈博客"可能会导致浏览的女性产生抑郁（Priory Group，2020）。对有复杂社会问题或者已有心理健康问题的女性而言，这些情况更为明显。

使用数字媒体的好处和坏处都值得讨论。如前所述，数字和社交媒体平台可以有效提供妊娠、分娩和育儿等相关信息。然而，过度使用媒体平台或者从可信度较低的消息来源中获得信息可能会导致心理困扰，增加焦虑和抑郁的风险。社交媒体的使用也因文化而异。正确评估孕妇和母亲使用社交媒体的利和弊，还需要进行更多的研究。

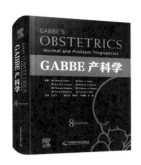

主译：王少为

定价：658.00 元

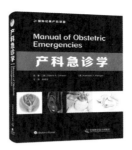

主译：赵扬玉

定价：268.00 元

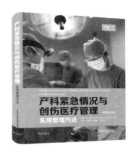

主译：李映桃　陈娟娟　梁伟璋

定价：258.00 元

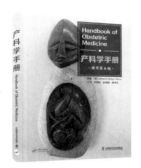

主译：李映桃　陈娟娟　韩凤珍

定价：180.00 元

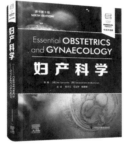

主译：陈子江　石玉华　杨慧霞

定价：458.00 元

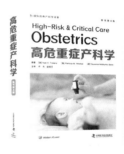

主译：乔杰　赵扬玉

定价：198.00 元

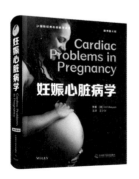

主译：王少为

定价：298.00 元

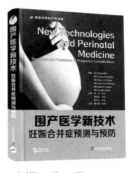

主译：曹云霞

定价：198.00 元

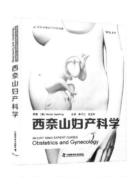

主译：陈子江　石玉华

定价：198.00 元